¡QUE NO CUNDA el pánico!

¡QUE NO CUNDA el pánico!

Quemaduras, caídas, fiebre…

50 fichas para saber cuándo correr a

urgencias pediátricas

OBERON

Diseño de cubierta
Celia Antón Santos

Traducción
Rosa Plana Castillón

Maquetación
Jorge Díaz Ruiz

Responsable editorial
Eva Margarita García

Fotografías del autor y de la página 11: © Astrid Di Crollalanza
Resto de fotografías: © Shutterstock/ © Alamy pág. 137 / © Jules Fougère pág. 54 y pág. 84
Ilustraciones : © Valentine Ferrandi
Ilustración de cubierta: © 2003-2024 Shutterstock, Inc.

Título original: *Mon guide anti-panique. Brûlure, chute, fièvre.. 50 fiches pour savoir quand courir aux urgences pédiatriques*
© Marabout, Hachette Livre, 2024

© EDICIONES OBERON (G. A.), 2025
Valentín Beato, 21. 28037 Madrid
Depósito legal: M. 21 207-2024
ISBN:978-84-415-5121-3
Printed in Spain

PAPEL DE FIBRA
CERTIFICADA

Agradecimientos

A mi padre, siempre cargado de buenas ideas para ayudarme a crecer en este camino.

A mi madre, mi pilar, y a su radar, que detecta automáticamente cuándo su hijo no está en su mejor momento. Gracias por estar ahí, te quiero.

A mis hermanos y hermanas, por esos fines de semana familiares en los que puedo hacer un paréntesis y aparcar el trabajo.

A mis jóvenes compañeros de trabajo, por su apoyo y ayuda. Es un placer trabajar con vosotros.

A Olivia, mi editora, por confiar en mí y darme la oportunidad de escribir este libro.

A Pauline, por los muchos correos electrónicos que hemos intercambiado para que este libro fuera lo más cercano posible para los padres.

A Astrid, por mi primera sesión de fotos de verdad y por las preciosas fotos que ilustran estas páginas.

A Major Mouvement. Gracias, Greg, por inspirarme desde mis inicios.

Al equipo de FraichTouch, Alix, Charlotte, Goulven, Audrey, por vuestro trabajo codo a codo conmigo.

A todos mis suscriptores, tanto los que llevan conmigo unos días o varios años, sois mi motivación.

A todos los lectores de este libro, gracias por mantener vivo mi trabajo.

A mi Pauline —la mejor para el final—, que me apoya en todo momento y sea cual sea mi estado de ánimo, y sin la cual nunca habría hecho todo esto.

Índice

Prólogo

¿Tengo que ir corriendo a urgencias?
¿O pido cita con el pediatra?
Y si no está, ¿qué hago?
¿Llamo al 112? ¿O al 061?
¿O espero en casa hasta que se pase?
Pero, si al final se trata de algo grave…
¡me sentiré culpable toda la vida!

¿Hay algo más angustioso que ver sufrir a tus hijos?

Siempre nos ponemos en lo peor cuando nuestros hijos sufren una enfermedad o un accidente. ¡Y sí, te aseguro que también nos pasa a los médicos!

¿Cómo responder con calma a estas preguntas si nadie te da explicaciones claras de una vez por todas?

Imagina un libro práctico que te diera **las claves para no dejarte llevar por el pánico** ante la primera fiebre, caída o ataque de asma de tu niño…

Imagina un libro que te permitiera no **correr a urgencias a las cuatro de la mañana** porque en casa hay síntomas de gastroenteritis…

Imagina un libro que te permitiera explicarle a tu amable suegra que «¡No! Los antibióticos no se dan automáticamente» y que no, **no eres un mal padre o madre** si no le diste paracetamol a tu bebé cuando tenía 38 °C de fiebre.

Deja de imaginarlo… ¡ese libro es el que tienes entre las manos!

Me llamo Jules Fougère, soy **doctor en medicina pediátrica** (bueno, pediatra) y trabajo en un servicio de urgencias pediátricas.

La pediatría, y por tanto mi trabajo diario, consiste en dar muchas muchas muchas explicaciones a los padres jóvenes, tranquilizarlos, explicarles las cosas con términos sencillos, y muy pocas veces (¡por suerte!) encontramos algo grave.

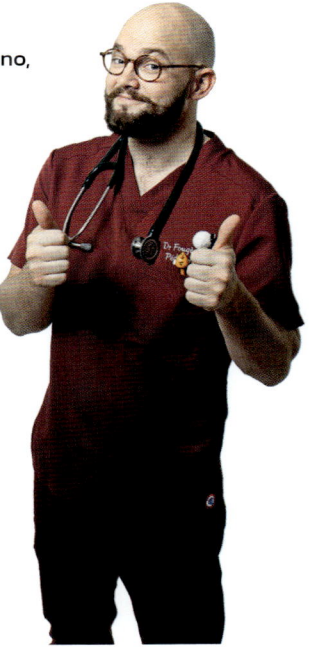

Tras varios miles de consultas en los servicios de urgencias pediátricas, me pregunto lo siguiente: **¿a quién se educa realmente en materia de salud**, en concreto la salud de los niños? A nadie... En cuanto a los médicos de cabecera o pediatras, por desgracia están desbordados y no siempre tienen tiempo de dar la información adecuada en el momento oportuno.

Así pues, nos encontramos varias veces al día ante padres que tienen las mismas preocupaciones y preguntas. Entre lo que se oye por ahí, los artículos de prensa, las creencias populares y los remedios de la abuela, es difícil tener las cosas claras. **¿Y si desmontamos los tópicos sobre la salud infantil?**

- «¡40 °C es más grave que 38 °C!»: ¡no es cierto!
- «¡Si no le doy paracetamol, tendrá convulsiones!»: es poco probable...
- «¡Doctor, tiene tos, necesita un jarabe!»: ¡en realidad el jarabe está contraindicado en los niños!
- «¡Se ha dado un golpe en la cabeza, tengo miedo de que mañana por la mañana no se despierte!»: que no cunda el pánico, ¡no tiene por qué ser grave!

De tanto responder preguntas y desmontar tópicos, al final decidí crear la cuenta **@ped.urg** en Instagram. El objetivo es quitar hierro a los problemas de salud de los niños con humor y a la vez darles a los padres las claves para saber cómo reaccionar y cuándo.

Con este libro, espero ayudarte a mantener la calma y, sobre todo, ¡que encuentres los consejos adecuados para evitar todas las visitas posibles a las urgencias pediátricas!

Este libro no sustituye en ningún caso a una consulta médica. Su objetivo es orientarte y ayudarte a reaccionar cuando aparezcan los primeros síntomas. Si tienes dudas o algo te preocupa, llama al 061 o consulta a tu médico.

En estas páginas se citan marcas de medicamentos para facilitar la comprensión: si digo Spasfon® en lugar de «floroglucinol» es solo para que los lectores lo entiendan mejor. No hay colaboraciones en este libro.

Evita la automedicación y sigue siempre la posología indicada en el prospecto del medicamento, teniendo en cuenta la edad del niño.

El atuendo del pediatra

Si, por desgracia, una noche te encuentras en urgencias pediátricas y te cruzas con alguien que lleva bolis graciosos en los bolsillos y pines en la bata, no te preocupes: estás en el lugar adecuado, ¡es un pediatra con su atuendo de trabajo! Te describo brevemente nuestros bártulos.

Un gorro
para evitar que se nos caiga algún pelo o sudar durante los procedimientos (suturas, punciones lumbares, escayolas, etc.).

Una diana
para comprobar el seguimiento ocular de los recién nacidos

Un estetoscopio infantil
con el dibujo de un osito para no asustar a los más pequeños.

Bolis graciosos
para distraer

Un martillo de reflejos
para el examen neurológico (ya sabes, cuando damos un golpecito en la rodilla y la pierna se extiende sola)

Un otoscopio
para examinar los oídos

Una bata de pediatra
que suele estar decorada con pines de Pokémon u otros dibujos animados

Unas Crocs®
con pines de dibujos animados o zapatillas para correr rápido en caso de urgencia

Pomperos

en el bolsillo de la bata para relajar a los más nerviosos

Diploma al más valiente

para que los pequeños pacientes se lleven un recuerdo agradable

Depresores linguales

para la parte menos agradable del examen: observar la parte posterior de la boca

Peluches

para felicitar a los niños que se han sometido a un examen (análisis de sangre, escayola, puntos de sutura, etc.)

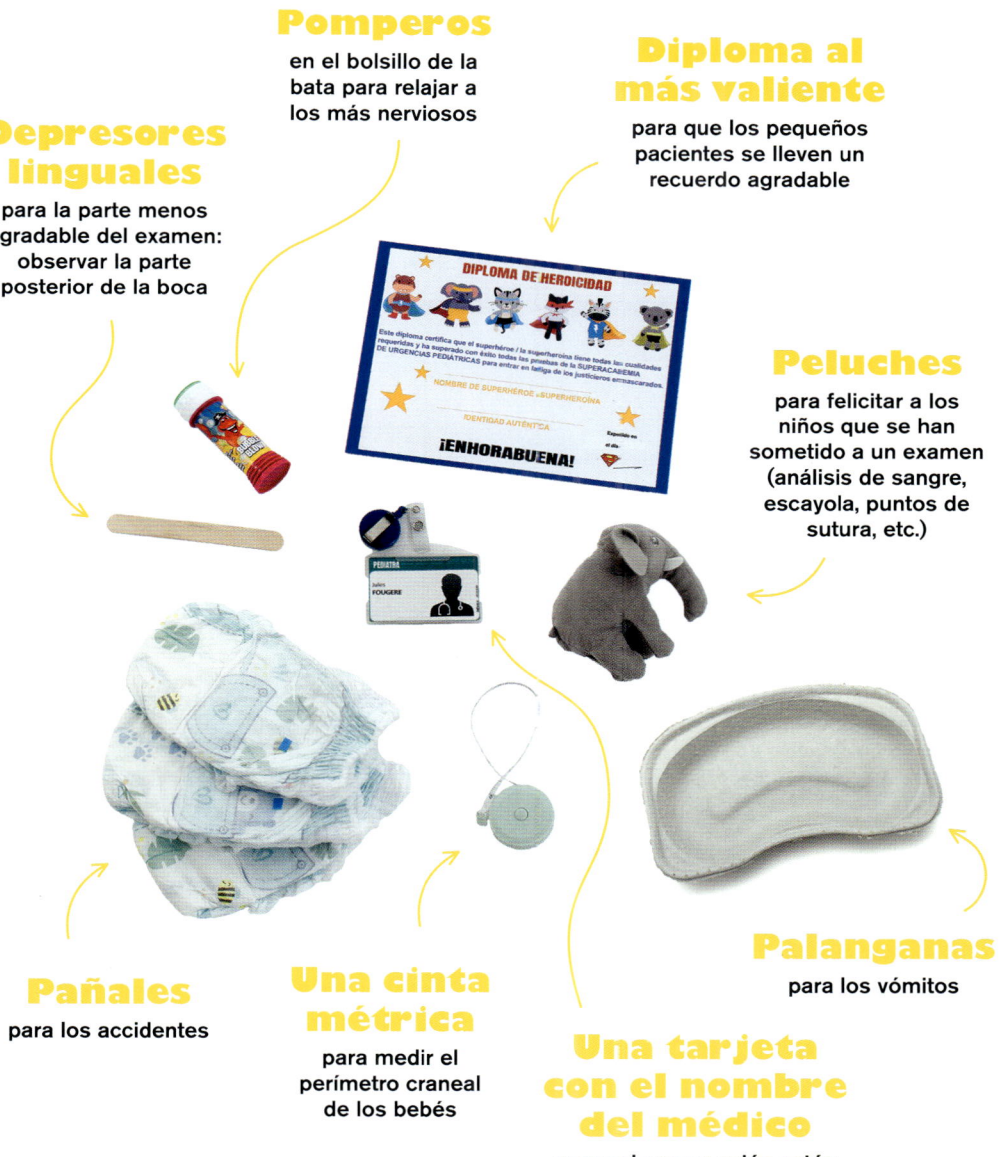

Pañales

para los accidentes

Una cinta métrica

para medir el perímetro craneal de los bebés

Una tarjeta con el nombre del médico

para saber con quién estás hablando

Palanganas

para los vómitos

Dudas frecuentes sobre las urgencias

→ ¿Cómo saber si es una urgencia?

Los padres siempre tienen miedo de **pasar por alto algo que pueda ser grave**, ¡sobre todo cuando el niño tiene fiebre! Un resfriado que empeora, un chichón que no cicatriza bien, una herida que se infecta, un grano sospechoso...

Para evitar estresarse antes de tiempo, te daré algunos consejos que te ayudarán a **reconocer una verdadera urgencia y evitar que acudas a urgencias por un síntoma que podría haber tratado el médico de cabecera o incluso tú mismo.**

Hay una técnica que utilizan los profesionales sanitarios para saber si un niño necesita ser atendido rápidamente por un médico de urgencias o si puede permanecer en la sala de espera. Con esta técnica podrás quedarte tranquilo (o, por el contrario, será una razón para llamar al 061 o acudir a urgencias).

Se resume en tres letras: CRC, que te dirán en unos segundos si tu hijo tiene un problema de salud urgente o no. Por tanto, podrás relajarte si los síntomas relacionados con estas tres letras son normales o, por el contrario, reaccionar y consultar a un médico si alguno de los síntomas asociados a al menos una de las tres letras no es normal.

C de CONSCIENCIA: un comportamiento «normal» es el de un niño despierto o que puede «despertarse» con estímulos. Por el contrario, un niño que se duerme de forma inusual, que está desmadejado como un muñeco de trapo, que no conseguimos despertar, debe alertarte.

R de RESPIRACIÓN: un niño que respira más rápido de lo normal, que presenta hundimientos entre las costillas o en el cuello, o que hincha la barriga más de lo habitual (en resumen, que respira mal) debe preocuparte. Lávale la nariz (ver pág. 42) y, si persiste, ¡consulta lo antes posible!

C de COLORACIÓN: un niño cuya tez sea muy pálida, o incluso gris, o cuyos labios estén azules en los extremos, debe hacer que acudas a la consulta rápidamente.

→ ¿Qué se puede hacer antes de llegar a urgencias?

Sigue habiendo una gran proporción de consultas inadecuadas en urgencias, es decir, consultas que no habrían requerido ese servicio y que podrían haberse atendido en la consulta del pediatra (te invito a leer una recopilación de los peores motivos de consulta en la pág. 14). **Estas consultas no solo aumentan los tiempos de espera, sino que comportan el riesgo de que las verdaderas urgencias se pierdan** entre tanta no urgencia. Y cuanta más gente haya en la sala de espera, ¡mayor es el riesgo de transmitir y contagiarse virus!

Así que sí, cuando no sepas qué hacer, puedes llamar a la abuela, a los vecinos o a unos amigos, pero **lo mejor es ponerte en contacto primero con tu pediatra o médico de cabecera**, que son quienes podrán aconsejarte bien (no tengo nada en contra de los remedios de la abuela, pero a veces hay que ir un poco más allá).

Si tu médico está ausente o no disponible, hay otras soluciones. En contra de la creencia popular, **el 061 no es solo para emergencias vitales**. Desde luego, si tu pregunta no es urgente hay que pedir cita con el médico de cabecera o pediatra. Pero si te resistes a ir a urgencias, en el 061 podrás obtener una respuesta rápida.

También puedes:

- Concertar una cita telefónica.
- Buscar en Internet un médico que esté disponible sin cita previa.
- Llamar al centro médico de guardia más cercano a tu domicilio, que puede enviarte a un miembro de su equipo a casa.

Números de emergencia

Si llamas al 112 en Europa, te asesorarán y te orientarán hacia la solución más adecuada: el médico de guardia, el servicio de urgencias más cercano o un equipo médico enviado a tu domicilio.

Si no has obtenido respuesta a tus preguntas y sigues preocupado, evidentemente las urgencias siguen siendo una solución.

Y aunque a muchos les parezca absurdo, es importante recordar que no hay que ir a urgencias para:

- Hacerse un chequeo antes de las vacaciones.
- Vacunarse porque tu médico no está disponible.
- Obtener un volante para una radiografía o un análisis de sangre.
- Obtener un certificado o una baja laboral.

A menudo nos sorprenden este tipo de solicitudes ¡y la prueba está en la página siguiente!

LOS PEORES MOTIVOS DE CONSULTA

Para darle un toque de humor y demostrarte que en urgencias no solo vemos urgencias, he aquí algunos de los mejores (o peores…) motivos de consulta:

Hola, vengo porque a mi hijo le ha picado un mosquito.

¡El niño ha bebido agua de lluvia!

¡Ay! ¡Mi hijo ha inhalado el vapor de hervir la pasta!

Mi bebé lleva 10 minutos llorando. ¡Es mucho!

Mi hija tiene una verruga en la planta del pie. ¿Puede mirársela?

Mi hijo lleva 10 minutos con hipo, ¿es grave?

Venía, pero ya no sé por qué… Jo.

Mi hijo ha vomitado en su escayola.

Mi hijo tiene fiebre, estaba caliente cuando le he tomado la temperatura con la mano; es que no tengo termómetro en casa…

Mi bebé no consigue dormir. (En la sala de espera dormía…)

Hace tres semanas se dio un golpe en la cabeza, pero como de noche hay menos gente vengo ahora.

Se tira pedos, pero me preocupa porque huelen más de lo normal.

Mañana nos vamos dos semanas de vacaciones al extranjero, queríamos estar seguros de que todo va bien.

Tiene un trozo de galleta debajo de la uña del pie. ¿Qué hago?

Venía a que revisaran a mi hijo enfermo, pero he traído al gemelo que no es…

→ ¿Por qué hay que esperar tanto en urgencias?

Tu hijo tiene un problema de salud pero no sabes si ir a urgencias, porque sabes que puedes pasarte allí horas, con el solecito que hace este domingo...

¿Por qué se tarda tanto?

Cada hospital funciona de una manera. Te cuento cómo trabajamos en el mío para que te hagas una idea.

Al llegar, hay que pasar por el **mostrador de admisiones**: te pedirán el nombre y apellidos de tu hijo, su edad, la tarjeta sanitaria y el motivo de la consulta.

Luego te pasarán a la **sala de espera** hasta que un enfermero de triaje llame a tu hijo. No te hagas ilusiones por que os hayan llamado, ¡esto es solo el principio!

El enfermero te preguntará de nuevo el **motivo de la consulta y un resumen de los antecedentes**. Tomará las constantes vitales de tu hijo: peso, temperatura, frecuencia cardiaca, saturación de oxígeno, etc. (en función del motivo de la consulta). A partir de estas observaciones, el caso de tu hijo **se clasificará por orden de gravedad**.

Como comprenderás, un niño que acude con problemas respiratorios será atendido antes que otro con un dolor desde hace meses.

La edad también cuenta a la hora de establecer la prioridad: los niños de menos de un mes suelen ser atendidos más rápidamente, porque son más frágiles y, por tanto, más propensos a contraer un virus en la sala de espera que un joven de 15 años.

Después del triaje, volverás a la casilla de salida (la sala de espera), a menos que te haya tocado la carta de «niño muy enfermo». En ese caso, pasará antes que todos los demás y lo llevarán a una sala donde le harán los primeros exámenes.

¿Por qué hay personas que llegan después y pasan antes que mi hijo?

Gracias a un programa informático, los médicos saben qué niños hay en urgencias y los llaman por orden de gravedad, y no por orden de llegada.

Sin embargo, si se estima que dos personas tienen la misma gravedad, la primera en llegar será la primera examinada.

Por tanto, es habitual que alguien que llegue después de vosotros pase antes. No hay que poner el grito en el cielo: **simplemente, su caso se considera más urgente**.

A menudo, las personas que vienen a urgencias por una minucia son las que se enfadan por tener que esperar horas. Un consejo: si todo el mundo pasa antes que vosotros, ¡tal vez acudir a urgencias no era lo más adecuado en vuestro caso!

Si un médico envía a un niño a urgencias, también se le dará prioridad, no solo porque el paciente se ha tomado la molestia de buscar una primera opinión antes de ir a urgencias, sino porque ese primer examen ha revelado criterios de urgencia.

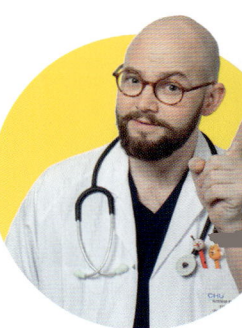

¡Las urgencias deben quedar disponibles para las verdaderas urgencias!

Cada hospital se organiza a su manera

En algunos hospitales puede ocurrir que dos equipos distintos se ocupen de cuestiones diferentes. Por ejemplo, un equipo se ocupa de los motivos médicos (fiebre, problemas respiratorios, dolores de estómago) y el otro trata los accidentes (heridas, caídas, traumatismos).

Aunque haya diez personas esperando, si una persona llega al servicio de «accidentes» y no hay ningún paciente en la sala de espera para ese servicio en concreto, será atendida enseguida.

Así pues, no tiene sentido arremeter contra el personal sanitario porque fulano haya pasado delante de tu hijo: probablemente sea normal. Por supuesto, si te parece que ha pasado un tiempo excesivo, **tienes derecho a preguntar educadamente si se han olvidado de vosotros**. A veces se producen fallos, no somos robots.

¡El personal sanitario también es humano!

A veces, el personal sanitario se toma una pausa. Sí, sí, te aseguro que, después de 12 o 15 horas de trabajo, ir a tomar algo, vaciar la vejiga o salir 5 minutos a tomar el aire ayuda a seguir adelante. De nuevo, estás tratando con seres humanos, y estas pausas son necesarias para seguir cuidando de tus hijos en las mejores condiciones.

Si el estado de tu hijo empeora...

Nada te impide volver a hablar con el personal sanitario si tu hijo empeora en la sala de espera. En invierno, por ejemplo, no es infrecuente ver a niños que se encuentran peor después de esperar 6 horas, y por supuesto tienes derecho a informar sobre ello.

A veces, las esperas aumentan porque no hay ningún box libre para las consultas. Si hay que ponerle un gotero, por ejemplo, el niño tendrá que quedarse varias horas en el box... por lo que no podrá usarse para atender a otros pacientes.

En urgencias se espera por muchos motivos, y enfadarse con el personal no es la manera de reducir esa espera. **Mantén la calma, habla con el equipo y todo irá sobre ruedas.**

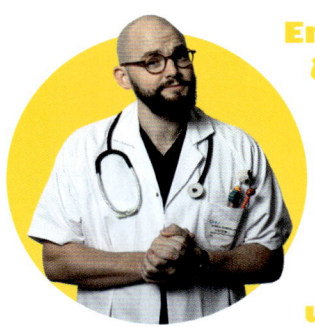

En general, ¡que os hagan pasar los primeros no es buena señal! Así pues, mejor que tengas que esperar un poco...

EL BOTIQUÍN

Estos son los elementos esenciales que debes tener en el botiquín de casa o llevarte de vacaciones para poder atender lo antes posible las dolencias más frecuentes de tus hijos y evitar los servicios de urgencias:

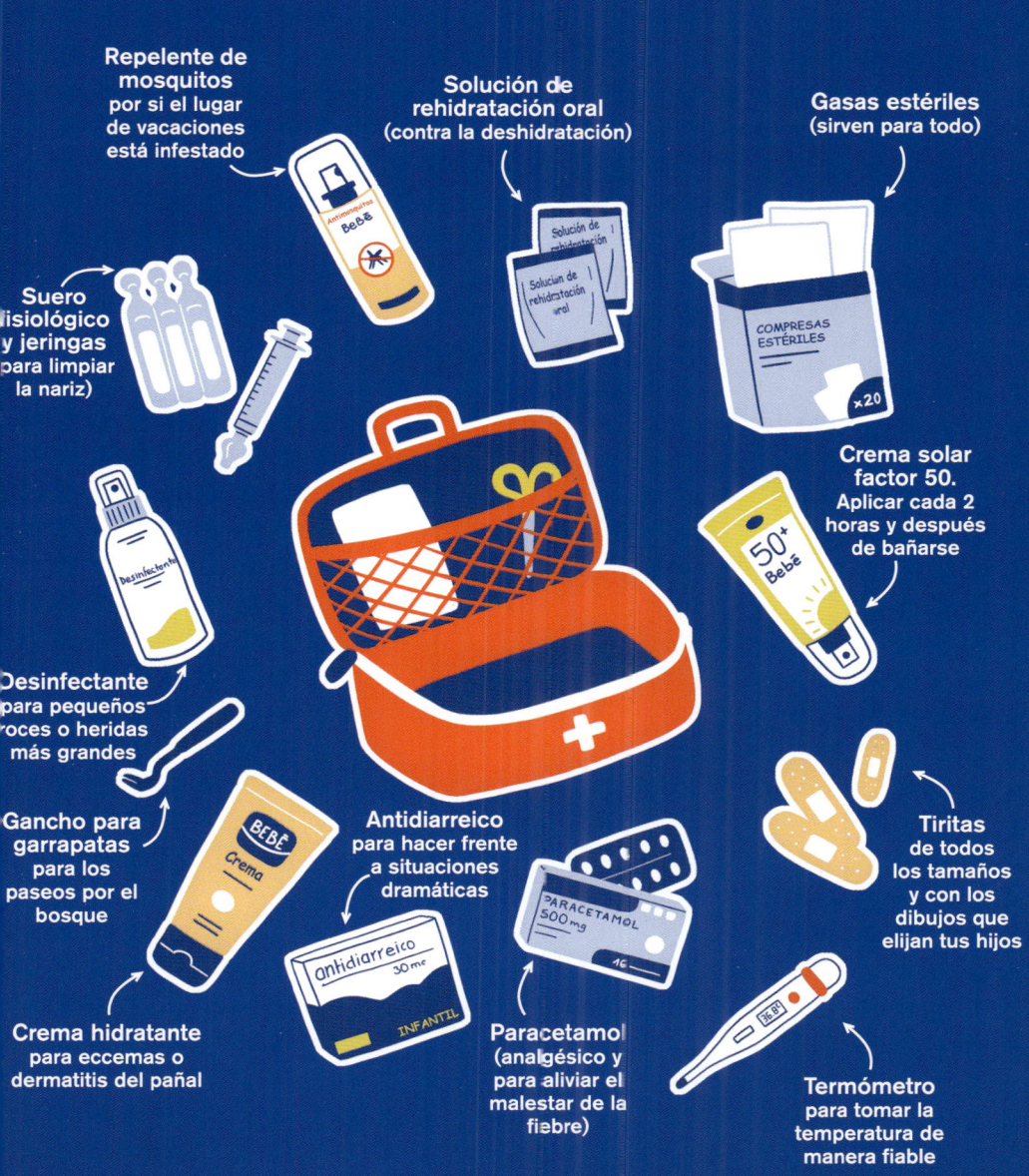

Repelente de mosquitos por si el lugar de vacaciones está infestado

Solución de rehidratación oral (contra la deshidratación)

Gasas estériles (sirven para todo)

Suero fisiológico y jeringas (para limpiar la nariz)

Crema solar factor 50. Aplicar cada 2 horas y después de bañarse

Desinfectante para pequeños roces o heridas más grandes

Gancho para garrapatas para los paseos por el bosque

Antidiarreico para hacer frente a situaciones dramáticas

Tiritas de todos los tamaños y con los dibujos que elijan tus hijos

Crema hidratante para eccemas o dermatitis del pañal

Paracetamol (analgésico y para aliviar el malestar de la fiebre)

Termómetro para tomar la temperatura de manera fiable

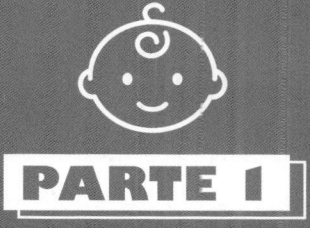

PARTE 1

CONSEJOS DE PRIMEROS CUIDADOS

¿Qué hacer si el bebé llora?

Tu bebé llora. Te sientes impotente, porque no sabes si le duele algo, si tiene hambre, demasiado calor, dolor de barriga, de cabeza… ¡Si supiera hablar! Esta ficha te ayudará a restarle importancia sin que se te escape nada grave.

→ ¿Qué debes hacer?

En primer lugar, comprueba que las **necesidades básicas** del bebé están cubiertas:

- ¿El bebé tiene hambre o sed? ¿Es hora de comer?
- ¿Está cansado? ¿Es la hora de la siesta?
- ¿Tiene el pañal lleno? No hay nada más incómodo para el bebé que notar humedad. Y si te preocupan sus deposiciones, consulta la ficha «¿Son normales sus heces?», pág. 26.
- ¿Tiene demasiado calor o demasiado frío? Se suele decir que los bebés deben llevar una capa más que nosotros. Si tú vas en bañador, ponle un body; si vas en camiseta, ponle un jersey ligero; si vas en jersey, ¡ponle un abrigo!

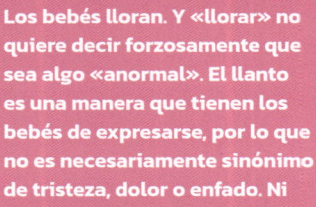

¿Es grave, doctor?

Los bebés lloran. Y «llorar» no quiere decir forzosamente que sea algo «anormal». El llanto es una manera que tienen los bebés de expresarse, por lo que no es necesariamente sinónimo de tristeza, dolor o enfado. Ni mucho menos.

⇢ No pases nada por alto

Si has comprobado las necesidades básicas del bebé y su llanto persiste, puedes **buscar dolor o comprobar si tiene fiebre**:

- Tómale la temperatura para asegurarte de que no supera los 38 °C.
- Pálpale la barriga para comprobar que está blanda y no le duele.
- Mírale los dedos de los pies y de las manos y los genitales. ¿Por qué? En los bebés puede producirse el síndrome del torniquete, cuando un pelo (a menudo de los padres) se enrolla alrededor de un apéndice y crea un torniquete.

Si ves algo anormal, ¡consulta a tu médico!

⇢ ¿Cómo calmarlo?

Si has comprobado las necesidades básicas de tu bebé y no has encontrado ninguna causa de un posible dolor, puede que sean simples lloros...

- Prueba a cogerlo en brazos, mecerlo, sacarlo a pasear, ir en coche (es increíble cómo calma a veces el coche a los bebés).
- Si crees que no puedes más, tienes dere- cho a acostar a tu bebé y que otra per- sona tome el relevo: un amigo, un familiar, tu pareja... No te aísles.
- Si te preocupa, consulta a tu médico.

Llanto púrpura

Los bebés lloran a última hora del día en lo que se conoce como «llanto púrpura». Suele producirse entre las 18 h y la medianoche y puede durar varias horas. Comienza en torno a las 3 semanas de vida, alcanza un punto álgido a las 6 semanas y dis- minuye hasta desaparecer sobre los 3–4 meses.

Si has comprobado las necesidades básicas de tu bebé y todo está bien (ver esta doble página) y sus lloros no tienen una causa clara, probable- mente se trate del llanto púrpura.

Aunque es una fase normal en los recién nacidos, no todos los bebés tienen estos llantos, que a menudo son difíciles de calmar. Aunque no existe una solución milagrosa, mecerlo, cogerlo en brazos o succio- nar puede ayudar a que se calme.

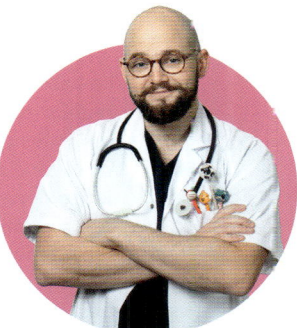

¡Es normal que el llanto de tu bebé te agote! Deja que otra persona te ayude.

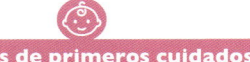
¿Mi bebé come lo suficiente?

La cuestión de la alimentación es tal vez lo que más estresa a los padres jóvenes. Come demasiado, no come lo suficiente, no come verdura, no bebe… Que no cunda el pánico, ¡tengo toda la información que necesitas!

→ El peso de tu hijo

Para **controlar el aumento de peso de tu hijo durante su primer año de vida** puedes tener en cuenta estas pautas:

Día 10	Peso al nacer recuperado
0-6 meses	+20-25 gramos al día
6-9 meses	+15 gramos al día
9-12 meses	+10 gramos al día

→ Con lactancia materna

Lo habitual es que tu bebé adopte un ritmo regular de tomas cada 2 horas o cada 3-4 horas los primeros meses. Por supuesto, si no lo pide de forma espontánea, es importante ponerlo al pecho al menos cada 3 o 4 horas para que adopte un **ritmo regular**. Como es imposible medir la cantidad exacta de leche que se toma del pecho, es más difícil fijar objetivos en mililitros.

¿Es grave, doctor?

Durante sus primeros días de vida, los bebés no hacen más que dos cosas: comer y dormir. Por eso es normal que te obsesiones con las cantidades que toma tu bebé. Las pautas que te doy aquí son promedios. Lo importante es comprobar que tu bebé va ganando peso.

No obstante, te doy algunos consejos:

- Ofrécele al bebé ambos pechos en cada toma.
- Comprueba que tu bebé traga eficaz-mente cuando está al pecho (lo oyes tra-gar) y que succiona enérgicamente.
- Comprueba con tu médico que el aumento de peso es correcto.

Durante los primeros días de vida de tu bebé estaréis en la unidad de maternidad y recibirás apoyo para la lactancia materna, ¡aprovecha para preguntar las dudas que tengas! Si tienes algún problema, háblalo con tu médico o matrona. También puedes recurrir a los servicios de asesoras de lac-tancia.

→ Con lactancia artificial

He aquí algunas cifras clave para los bebés alimentados con biberón. Ten en cuenta que cada niño es diferente. No te asustes si tu bebé no se ajusta exactamente a estos valores; son solo orientativos.

0–7 días	60 ml, 7–8 tomas al día
7–14 días	90 ml, 6–7 tomas al día
14–30 días	120 ml, 6 tomas al día
2 meses	150 ml, 5 tomas al día
3 meses	180 ml, 5 tomas al día
4 meses	210 ml, 4 tomas al día
5–12 meses	240 ml, 3 tomas al día

Cantidad según el peso

En pediatría, utilizamos una regla para adaptar las cantidades de leche que debes dar a tu bebé en función de su peso. Esta es la fórmula:

Cantidad de leche al día en ml = (peso del niño en gramos / 10) + 250

Ejemplo:

Si tu bebé de 3 meses pesa 5,5 kg y aplicamos la fórmula:

(5500 / 10) + 250 = 800 ml

Tu bebé debe tomar unos 800 ml de leche al día.

Luego se divide esa cifra por el número de tomas al día. En este caso, por ejemplo, salen 4 tomas de 200 ml.

Para preparar la leche, utiliza un cacito de polvo por cada 30 ml de agua. ¡Y pon primero el agua! La leche de primera edad se da de 0 a 4 meses y la de segunda edad, de 4 a 6 meses (cuando empieces a introducir otros alimentos; ver página siguiente).

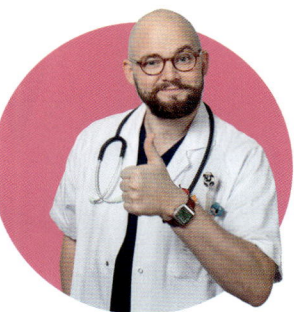

¿Lactancia materna o biberón? No hay obligaciones: ¡escoge lo que te sea más práctico!

→ ¿Cuándo introducir otros alimentos?

La alimentación complementaria consiste en ofrecer al bebé otros alimentos además de la leche (que seguirá siendo su alimento principal hasta que cumpla un año). La Asociación Española de Pediatría ofrece muchas pautas en el folleto *Recomendaciones de la asociación española de pediatría sobre la alimentación complementaria*, disponible en su página web (www.aeped.es). El objetivo es que tu bebé vaya adoptando poco a poco una alimentación normal en cuanto a textura (pasando de comida líquida a triturada, picada y luego en trocitos) y a diversidad (fuentes variadas de proteínas e hidratos de carbono).

Entre 4 y 6 meses:

Se recomienda introducir la alimentación complementaria entre los 4 y los 6 meses, y no a partir de los 6 meses, como se aconsejaba hasta ahora. Empezar antes reduce el riesgo de alergias. Es el momento perfecto para exponer el organismo a los alérgenos (huevo, cacahuete, almendra en polvo, gluten), lo que le permite acostumbrarse a ellos y evitar reacciones alérgicas.

Cuando tu bebé cumpla 6 meses, **necesitará tomar alimentos distintos de la leche**. No te agobies, pues no debes seguir ningún orden concreto. Puedes introducir fruta, verdura, alimentos dulces y salados. Cuando introduzcas los frutos secos, empieza por añadirlos molidos en las papillas, por ejemplo.

No le des a tu bebé ni leche cruda ni quesos de leche cruda.

Asegúrate de cocinar bien la carne, el pescado y los huevos. Evita las preparaciones a base de huevo crudo, como la mousse de chocolate o la mayonesa.

Por supuesto, hay que comenzar por ofrecerle pequeñas cantidades ¡y no forzar!

En cuanto a la textura, tritura los alimentos o machácalos. Añade siempre un poco de grasa (aceite o mantequilla), pero no le pongas sal.

A partir de los 6 meses:

A partir de los 6-8 meses, se aconseja introducir poco a poco nuevas texturas, trozos blandos (hacia los 8 meses) y alimentos crujientes (cuando el niño sujeta la cabeza y la espalda rectas en la silla).

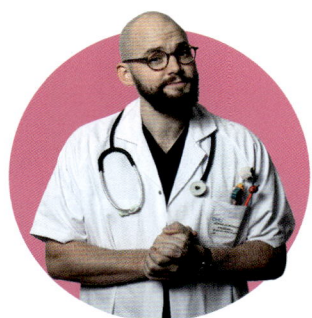

¡Ya tienes las claves para alimentar bien a tu bebé!

LA ALIMENTACIÓN COMPLEMENTARIA

DE 0 A 4 MESES

Leche materna o fórmulas para lactantes («leche de primera edad»)

Agua en caso de mucho calor, fiebre, vómitos o diarrea

DE 4 A 6 MESES

Leche materna o transición a las fórmulas «de continuación»

Verduras cocidas y trituradas

Frutas cocidas y trituradas

Legumbres bien cocidas de vez en cuando en pequeñas cantidades

Patatas y otras féculas: trituradas y siempre mezcladas con verduras en un puré semilíquido

Carne, pescado, huevos: de manera regular

Grasas en pequeñas cantidades

Productos lácteos en cantidades muy pequeñas, líquidos

Agua, toda la que quiera

DE 6 MESES A 1 AÑO

Leche materna o fórmulas «de segunda edad»

Verduras cocidas

Frutas cocidas o muy maduras

Legumbres bien cocidas en pequeñas cantidades

Patatas y otras féculas: en trocitos blandos

Carne, pescado, huevos: 10 g/día

Grasas en pequeñas cantidades

Productos lácteos líquidos y en trocitos

Agua, toda la que quiera

* Fuente: mangerbouger.fr

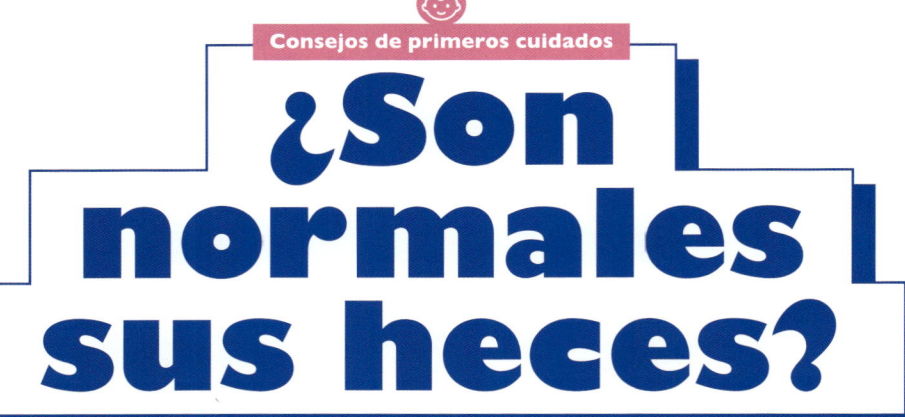

¿Son normales sus heces?

Acabáis de ser padres y, como todo buen padre o madre, prestas mucha atención al contenido de los pañales. El problema es que el color y la textura de las cacas del bebé cambian con frecuencia.
¿Sabes qué tipo de heces deben preocuparte? ¡Aquí te lo cuento!

→ ¿Qué colores de caca deben preocuparme?

Los tres colores de heces que deben preocuparte son:

- **Las cacas rojas**, porque pueden indicar un sangrado, una alergia o una infección. Segura-mente sea algo temporal y nada grave, pero hay que consultar al médico.

- **Las cacas negras**, sobre todo si hue-len muy mal. Esto también puede ser una prueba de sangrado. Esta vez la sangre se ha digerido, de ahí su color. En cuanto a la caca negra al nacer, se llama meconio y es completamente normal.

- **Las cacas blancas**. Una caca descolorida, blanca, muy pálida debe alertarte. Puede indicar un problema de hígado o la vesí-cula biliar. Cuidado: en caso de gas-troenteritis, el virus digestivo puede provocar unas heces pálidas durante unos días, así que no hay que asustarse antes de hora.

Por lo demás, si las cacas son de color caqui, esmeralda, fosforescente, manzana, oliva, naranja, chocolate, marrón, terracota... ¡no te asustes! El color depende de la ali-mentación de tu hijo, pero no solo de eso. Su hidratación, su estado general, si está resfriado o no... son factores que pueden influir en el color de sus heces.

→ ¿Qué cantidad de caca debe preocuparme?

Las cacas estresan a muchos padres ¡y es normal! Hay algo en particular que da lugar a muchas consultas: los bebés que toman lactancia materna que, en sus primeras semanas, hacen deposiciones casi después de cada toma. Pero, hacia el segundo mes, la regularidad de estas deposiciones puede cambiar por completo. De hecho, una gran parte de estos bebés harán muchas menos cacas, solo una cada 8 o 10 días. Si tu bebé se muestra cómodo, no está especial-mente hinchado, come con normalidad y va ganando peso, ¡todo va bien! ¡Seguramente, la próxima vez encontrarás el pañal hasta arriba!

Los bebés que toman biberón hacen cacas con más regularidad, casi a diario. No hay que preocuparse solo por la frecuencia de las deposiciones, sino que hay que obser-var **el estado general del bebé y el color y la consistencia de las heces**.

→ ¿Qué consistencia de las cacas debe preocuparme?

Al principio de su vida, los bebés suelen hacer cacas blandas o incluso líquidas. Es del todo normal. Lo que no es tan normal son las cacas duras. De hecho, las cacas duras nunca son normales, y menos aún en un bebé, ya que pueden ser síntoma de estreñimiento (ver pág. 112). Por tanto, **comprueba que las heces de tu bebé no sean como plastilina**, sino blandas o líqui-das. No deben contener restos de sangre ni grandes cantidades de mucosidad; de ser el caso, consulta a tu médico. Evidentemente, si las heces son mucho más líquidas de lo habitual (como agua), es posible que tu bebé haya contraído un virus digestivo que le haya provocado una gastroenteritis. En ese caso, existe riesgo de deshidratación, ya que tu hijo está perdiendo más agua de la que ingiere. Ve vigilándolo (ver la ficha «Gastroenteritis», pág. 62). La escala de Bristol, que divide las heces humanas en siete tipos, puede ayudarte a identificar la consistencia normal de las heces de tu hijo (ver la ficha «Estreñimiento», pág. 112).

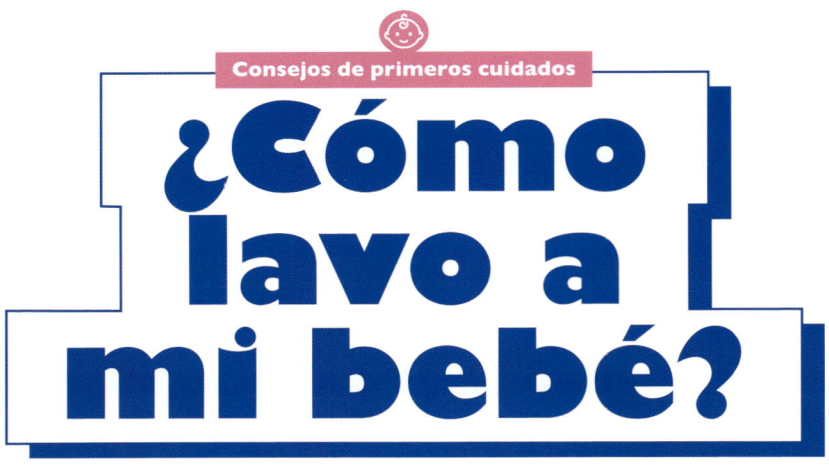

¿Cómo lavo a mi bebé?

Tu bebé acaba de nacer y no sabes cómo debes hacer para que esté limpio. ¿Un baño? ¿Una ducha? ¿Agua caliente o templada? ¿Durante cuánto tiempo? ¿Con qué frecuencia? A continuación te doy algunas pistas.

→ ¿Cómo debo lavar a mi recién nacido?

Los bebés de menos de 1 mes tienen una piel frágil. Contrariamente a lo que podría pensarse, el agua reduce la acción «barrera» de la piel si lo dejamos en remojo demasiado rato o si lo hacemos demasiado a menudo. Por eso se recomienda **espaciar los baños de tu bebé cada 3 o 4 días**, y que duren entre 5 y 10 minutos máximo.

Para limpiar a tu bebé, mójale primero la piel y luego aplica el jabón (puede parecer una tontería, pero no está de más recordarlo). En cuanto al jabón, es importante **utilizar productos especialmente adaptados a la piel de los bebés**, no los que usan los adultos. Hay que optar por jabones con pH neutro, hipoalergénicos y sin perfumes añadidos. Cuidado con los productos llamados «ecológicos», que no siempre son sinónimo de «buenos». Por ejemplo, un simple jabón de Marsella, aunque sea ecológico, no es adecuado para la piel de un bebé porque su pH es demasiado elevado.

Limpiar el cordón y el ombligo

El cordón umbilical y el ombligo deben limpiarse a diario con agua y jabón, ya sea durante el baño o con un bastoncillo de algodón húmedo, y secarlo bien (de lo contrario podría macerarse). Y, por si te lo estabas preguntando, ¡al bebé esta zona no le duele para nada!

Una vez seco, dobla y ata el pañal por debajo del ombligo para evitar que entre en contacto con la orina o las heces.

Si observas una secreción purulenta o un enrojecimiento importante alrededor del ombligo, consulta a tu médico.

El cordón tardará entre 5 y 21 días en caerse solo. No hace falta darle tirones; deja que la naturaleza siga su curso. Si el día 21 el cordón aún no se ha desprendido, consúltalo.

Una vez se haya caído, hay que lavar el ombligo de la misma manera. No tengas miedo de secar con toques de toalla, ¡no vas a volver a abrir el agujero!

Limpiar los genitales externos

En el caso de las niñas, limpia siempre la vulva de delante hacia atrás con agua y jabón, y acuérdate de secarla dando toquecitos con una toalla limpia.

En el caso de los niños, deja el prepucio en paz hasta que tengan 4-5 años (ver pág. 122). Puede que salgan pequeñas secreciones blanquecinas del prepucio. No te asustes, se trata del esmegma (ver la ficha «Pene rojo», pág. 120), unas células naturales que se desprenden del prepucio.

Limpiar la zona del pañal

Para limpiar esta zona lo mejor es utilizar agua y jabón. Evita en lo posible las toallitas perfumadas (a menos que no tengas agua a mano) y los polvos de talco después de lavarlo, que ya no se recomienda.

Cuidar las uñas

No le cortes las uñas a tu bebé durante los primeros meses. Espera a que crezcan y, cuando estén largas, procura no cortarlas demasiado, pues podrían encarnarse.

¡No te olvides de los pliegues!

Una vez fuera del baño, es importante secar bien. Dale toquecitos con una toalla limpia entre los pliegues de la piel, sin frotar, para evitar irritaciones y micosis. El interior de los muslos, el cuello, los pliegues de los brazos y la parte posterior de las orejas son zonas propensas a estar húmedas: hay que secarlas bien para evitar irritaciones y micosis.

→ ¿Y los niños más mayores?

Con los niños mayores, que ya no tienen por lo general la piel atópica, hay que adaptarse en función de lo sucios que estén. Por supuesto, si tu hijo es deportista y además corre durante el rato del recreo, ¡un baño o una ducha diarios irán bien! Si no, una ducha en días alternos es más que suficiente.

¿Y si tiene piel atópica?

Una piel atópica significa que es más frágil, que se enrojece más fácilmente, y que puede aparecer un eccema (ver pág. 78) en caso de agresión. Estas pieles necesitan lavarse menos, pues podrían resecarse con el baño diario. Se recomiendan duchas rápidas con agua tibia en lugar de baños, a ser posible cada 2 o 3 días.

El término medio siempre es lo mejor: un poco de agua ¡pero no demasiada!

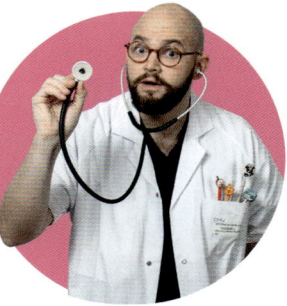

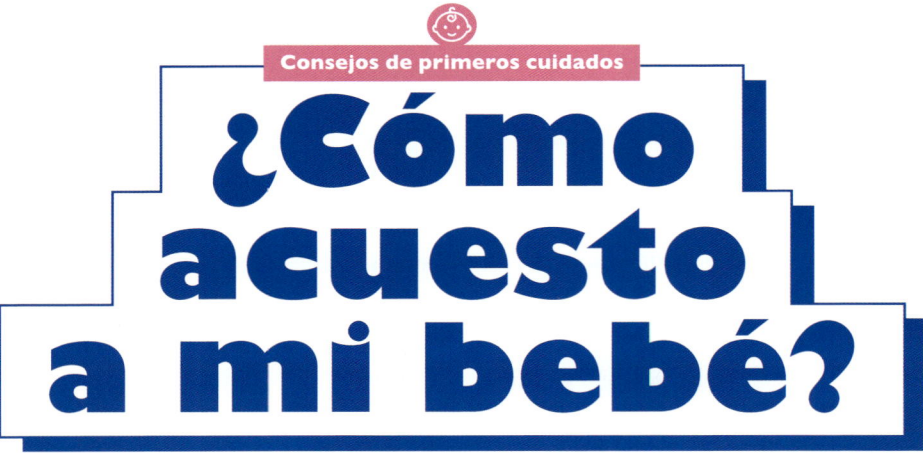

¿Cómo acuesto a mi bebé?

¿Quieres poner a dormir a tu bebé de la forma más segura posible, pero en internet ves informaciones contradictorias y te preocupa la muerte súbita del lactante? ¡Sigue estas pautas!

→ ¿Qué es la muerte súbita del lactante?

El síndrome de la muerte súbita del lactante (SMSL) se define como el fallecimiento de un lactante, aparentemente sano y sin indicios en su historial que hicieran prever este desenlace. La muerte suele producirse durante el sueño. **Es la principal causa de muerte en lactantes menores de 1 año.**

→ ¿Cuáles son los factores de riesgo de la SMSL?

El principal riesgo es **dormir boca abajo o de lado**. Los recién nacidos aún no tienen fuerza para separar la cara del colchón y podrían asfixiarse. Por tanto, se desaconseja totalmente acostar al bebé boca abajo (o de lado, porque también existe el riesgo de que se dé la vuelta sobre el vientre). Sin embargo, si acuestas a tu bebé boca arriba

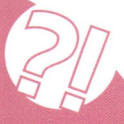

¿Es grave, doctor?

Cada año mueren en España unos 44 bebés a causa del síndrome de muerte súbita del lactante. El 50% de estos casos podrían evitarse si se siguieran las medidas de prevención recomendadas, sobre todo en cuanto al entorno y la forma de dormir.

y se da la vuelta él solo, no te pases la noche volviendo a ponerlo boca arriba, ya que es probable que ahora sus músculos y su tono le permitan apartar más fácilmente la cabeza. A partir de ese momento el riesgo es mucho menor.

Las cuñas para bebés, los reposacabezas, los cojines antivuelco y los reductores de cuna son igual de **inútiles y peligrosos**, ya que pueden ayudar a que el bebé se dé la vuelta sobre el vientre. Los protectores de cuna de cualquier tipo, por bonitos que sean, deben evitarse: no solo suponen un riesgo de asfixia, sino que además retienen el aire que normalmente circula entre los barrotes de la cuna, lo que puede provocar hipertermia (aumento de la temperatura corporal).

Hay que evitar que haya objetos en la cuna (peluches o mantitas de apego, edredones, colchas, etc.) por el mismo motivo: si caen sobre la cara del bebé ¡pueden provocarle una asfixia!

En cuanto a la cuna de viaje, no le añadas un sobrecolchón aunque quieras que tu bebé esté más cómodo (¡aún pesa muy poco!). Podría quedarse atrapado entre el borde blando de la cuna y el sobrecolchón.

→ ¿Cómo reducir el riesgo de SMSL?

Se recomienda acostar al bebé menor de 2 años:

- Siempre boca arriba hasta que pueda darse la vuelta solo.
- En una cuna con colchón firme.
- En un saco de dormir adaptado, sin almohada, edredón ni manta.
- A temperatura ambiente moderada, en torno a 18-20 °C.

- Sin compartir la cama con los padres (evitar hacer la siesta en el sofá con el bebé).
- Protegido de la exposición al tabaco.

A veces puede ser difícil poner en práctica algunas de estas recomendaciones. Tal vez no consigas que tu bebé duerma en otro sitio que no sea tu cama, o boca arriba porque tiene reflujo o llora mucho. En ese caso, coméntalo con tu médico para encontrar soluciones.

Expertos a tu disposición

Si te resulta difícil aplicar estas recomendaciones, consulta con tu médico de cabecera o pediatra, que sabrán remitirte a un servicio de ayuda más especializada. No te aísles.

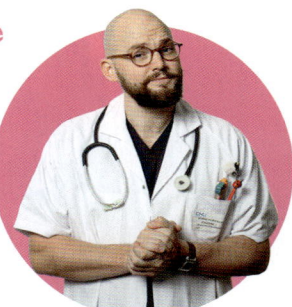

Conviértete en todo un experto en el sueño de tu bebé y dormirás por fin a pierna suelta.

¡TE TOCA!

Quieres que la habitación de tu bebé sea lo más agradable y acogedora posible para que se sienta bien, ¡y es normal! Pero ¿sabías que hay factores que pueden alterar su sueño e incluso ponerlo en peligro?

ENCUENTRA LAS 8 DIFERENCIAS entre estas dos situaciones para saber más.

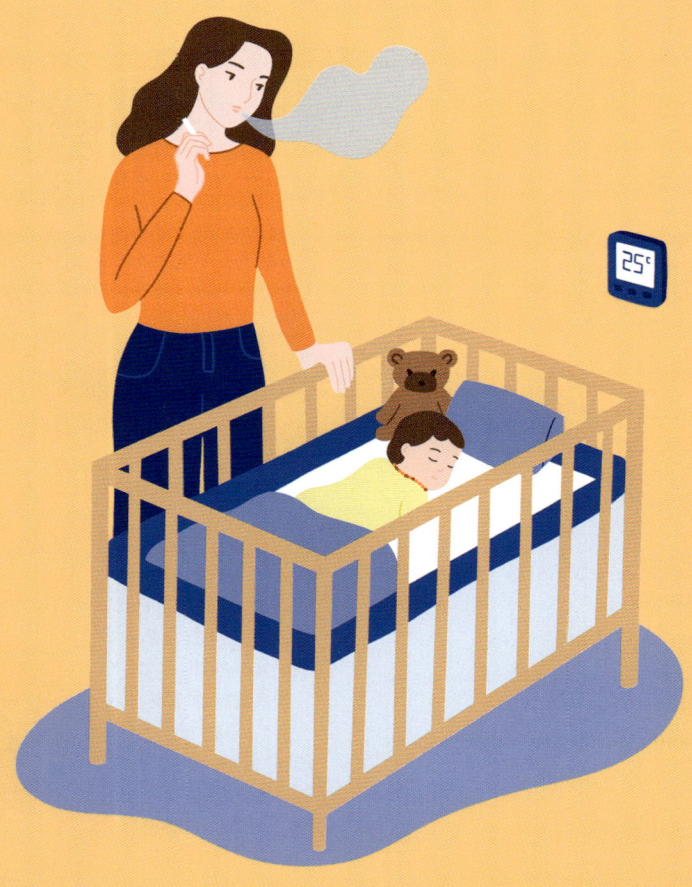

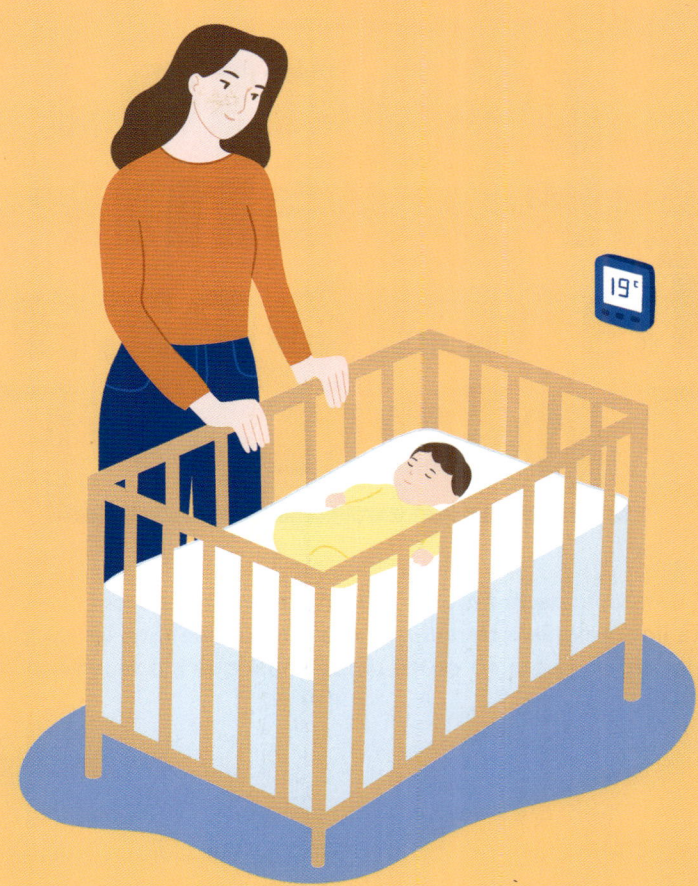

1) LA POSICIÓN: cuando esté en la cama o cuna, la Organización Mundial de la Salud (OMS) recomienda que los bebés de menos de 2 años estén tumbados boca arriba para evitar el riesgo de asfixia. Los bebés no tienen ni la fuerza ni los reflejos para apartar la nariz de las sábanas, su manita de apego o el protector de la cuna, lo que podría provocar asfixia.

2) LA PRENDA DE ABRIGO: para los bebés menores de 2 años es mejor utilizar un saquito de dormir en lugar de una manta. Si la manta se mueve, podría tapar la cara del bebé y provocarle asfixia.

3) LA CAMA: la OMS recomienda las camas de madera. Las cunas de viaje no son peligrosas en sí mismas, pero los sobrecolchones que se añaden a este tipo de camas poco rígidas sí pueden ser serio: alguna parte del cuerpo de tu hijo podría quedar atrapada entre las barreras laterales y el sobrecolchón.

4) LA TEMPERATURA DE LA HABITACIÓN: una temperatura ambiente de entre 18 y 20 °C es ideal para que tu hijo duerma cómodamente.

5) EL PELUCHE: no pongas en la cuna accesorios que puedan abrotarla, para evitar el riesgo de asfixia. Los protectores de barrotes y los peluches pueden ser peligrosos para los bebés.

6) ALMOHADA: un niño no necesita almohada para dormir. Estará más cómodo sin ella (y también más seguro, por las mismas razones citadas en el punto anterior).

7) EL COMPORTAMIENTO DE LOS PADRES: el tabaquismo pasivo, es decir, fumar cerca del bebé, es un factor de riesgo bien documentado. Se aconseja evitar fumar dentro de casa, cambiarse de ropa después de fumar y no fumar antes de acostarse si se comparte habitación con el bebé.

8) COLLARES DE ÁMBAR: a menudo considerados útiles para aliviar el dolor de la dentición, los collares de ámbar (cuya eficacia nunca ha sido demostrada) pueden ser peligrosos para los niños pequeños, ya que conllevan riesgo de asfixia y estrangulamiento.

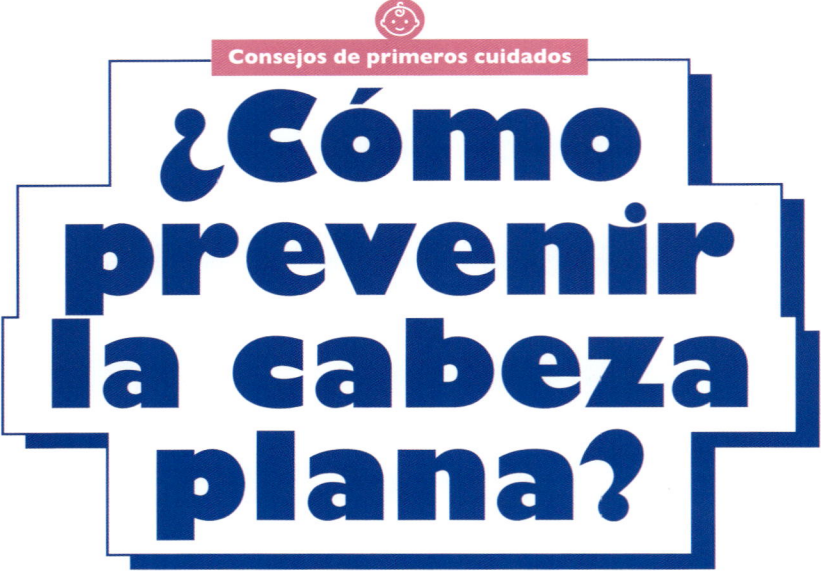

¿Cómo prevenir la cabeza plana?

Algunas personas de tu entorno te han comentado que el cráneo de tu bebé está ligeramente aplanado. Ahora que lo dicen, es cierto que tiene algo extraño… pero no es irreparable, así que ¡no te preocupes!

¿Es grave, doctor?

También conocida como «deformidad craneal posicional», la plagiocefalia es una deformidad del cráneo que puede darse en los lactantes. A esta edad, el cráneo es especialmente flexible y crece con rapidez. En la mayoría de los casos, la plagiocefalia es benigna y no supone ningún peligro para el crecimiento del cerebro del bebé.

→ ¿Cómo reconocer la plagiocefalia?

Se detecta mirando el cráneo desde arriba. Este ya no es redondo, sino que puede tener forma ovalada, aplanado por un lado u otro de la parte posterior y, a veces, con una oreja más adelantada que la otra, como se muestra en los siguientes dibujos. Existen varias formas de plagiocefalia, como se explica aquí:

CLASIFICACIÓN SEGÚN LA IMPORTANCIA DE LA DEFORMACIÓN

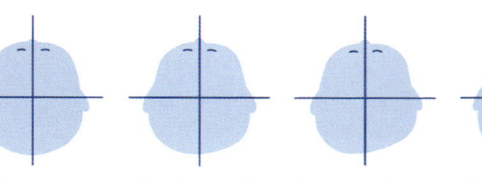

Cráneo normal — Plagiocefalia ligera — Plagiocefalia moderada — Plagiocefa... severa

→ ¿Cuáles son las causas?

Se han identificado varias causas de la plagiocefalia:

- **Factores relacionados con el embarazo:** la posición del bebé en el útero, la cantidad de líquido amniótico, etc.
- **Factores relacionados con el nacimiento:** presentación del bebé durante el parto, prematuridad, tortícolis, etc.
- **Factores relacionados con el entorno:** falta de estímulos para el bebé o poca variación de posiciones (por ejemplo, un móvil que atrae al niño siempre hacia el mismo lado de la cama).
- **Factores relacionados con un material de puericultura inadecuado:** cuñas para bebés, reposacabezas, cojines, etc.

→ ¿Cómo evitarla?

Te doy algunos consejos para evitar la plagiocefalia:

- **No utilices materiales de contención** que puedan restringir los movimientos del bebé. Olvídate de esos bloques de espuma que mantienen al bebé tumbado de lado o el colchón de espuma viscoelástica que impide que mueva la cabeza.
- **Intenta respetar la motricidad libre** y espontánea de tu bebé. Es decir, déjale mover la cabeza y estimúlalo para que lo haga. Cuando tu bebé esté despierto, fomenta la interacción, variando las posturas y animándole para que gire la

cabeza (estimulación visual, auditiva y táctil, hacia la derecha y luego hacia la izquierda). Puedes poner a tu bebé boca abajo o de lado durante los periodos de estimulación y juego, siempre bajo tu supervisión.

- Cuando acuestes a tu bebé, **colócalo siempre boca arriba** en una cama adecuada con un colchón firme, sin reposacabezas ni almohada, alternando regularmente su posición hacia la cabecera o los pies de la cama.

→ ¿Cómo se puede tratar?

Es necesario consultarlo con un fisioterapeuta, que comprobará la movilidad del cuello del bebé. También revisará su posición al dormir y hará ejercicios de reeducación para corregir lo antes posible esta deformación benigna.

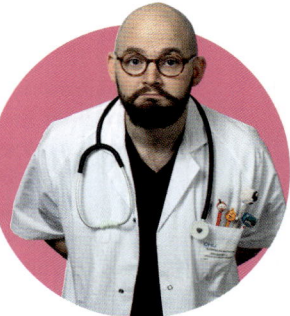

¡Te aseguro que el cráneo de tu bebé acabará adoptando su forma normal!

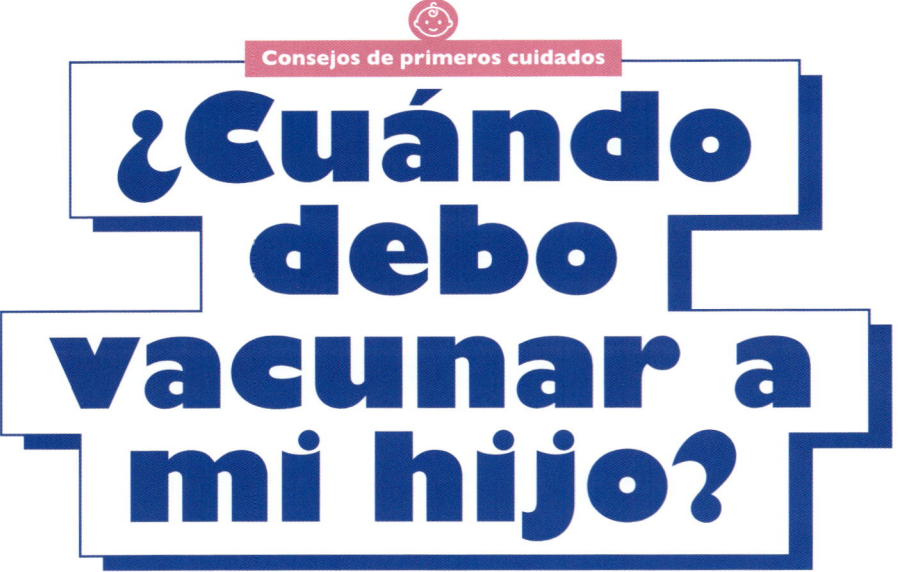

¿Cuándo debo vacunar a mi hijo?

Las vacunas serán habituales en los primeros años de vida de tu bebé. A partir de los 2 meses empieza el baile de inyecciones, pues es cuando el sistema inmunitario de tu hijo empieza a formarse ¡y necesita protegerse!

→ ¿Frente a qué enfermedades protegen las vacunas?

En España, las vacunas no son obligatorias pero sí muy recomendables.

A la edad de 2 meses

- Se administra una vacuna contra el neumococo, que es responsable de neumonías y meningitis. También contra la hepatitis B y el meningococo C.
- Se vacuna también contra la DTP (difteria, tétanos y tos ferina), la polio, y la Hæmophilus influenzae B (Hib).

El niño recibirá dosis de recuerdo de estas vacunas (ver tabla de la página siguiente).

A la edad de 5 meses

Se ponen dosis de recuerdo de las vacunas DTP y meningococo C.

A la edad de 12 meses

Se pone la primera dosis de la vacuna contra tres enfermedades: sarampión, rubeola y paperas (SRP). La segunda dosis se pone cuando el niño cumple entre 16 y 18 meses.

Para los bebés de menos de 2 años

- Las vacunas contra el meningococo del grupo B, causante de la meningitis, se recomiendan a los 4 y 12 meses.
- También se puede vacunar al bebé frente al rotavirus, el gastrovirus, a los 2 y 3 meses (y a veces a los 4 meses, según la marca de la vacuna). Se trata de una vacuna bebible. Se administra entre las 6 semanas y los 6 meses de vida del bebé, no antes ni después (ver la ficha «Gastroenteritis», pág. 62).

Para los niños más mayores

- Hay que ponerse la vacuna de recuerdo contra la difteria, tétanos, tos ferina y poliomielitis a los 6 años. A los 14 años habrá una dosis de recuerdo de la DTP, que además puede administrarse de nuevo a partir de los 65 años de edad.

- La vacunación contra el virus del papiloma se aplica tanto a las niñas como a los niños. Entre los 11 y los 14 años, se administran dos dosis con un intervalo de 6 meses (o tres dosis si se ponen después de los 14 años). Si es posible, la vacuna debe administrarse antes de que inicie su vida sexual.

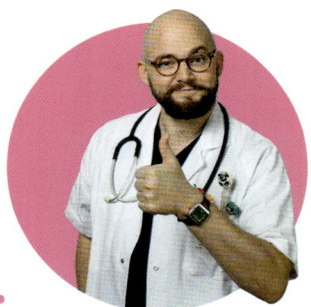

Un bebé vacunado es un bebé protegido.

→ ¿Cómo reducir el dolor del pinchazo?

Si se trata de un bebé, en el momento de la vacuna se le puede dar de mamar, un biberón o el chupete. Algunos médicos recetan parches anestésicos, pero el efecto no es completo.

→ ¿Qué síntomas pueden aparecer después de la vacuna?

Entre las 24 y 48 horas después de administrar la vacuna podrías observar los siguientes síntomas en tu hijo:

- Fiebre.
- Enrojecimiento o dolor en el lugar del pinchazo.
- Ligero cansancio o disminución del apetito.

De todas formas, estos síntomas son normales e inofensivos. Consulta a tu médico si persisten más de 48 horas o si el niño no tolera bien la fiebre (ver la ficha «Fiebre», pág. 53).

TABLA RESUMEN DE LAS VACUNAS

Edad recomendada	1 mes	2 meses	3 meses	4 meses	5 meses	11 meses	12 meses	16-18 meses	6 años	11-13 años	14 años	25 años	45 años	65 años y más
BCG	●													
DTP		●	●	●	●		●	●	●	●				●
Poliomielitis		●	●	●	●		●	●						
Hib		●	●	●	●		●	●						
Hepatitis B		●		●		●		●						
Neumococo		●		●		●	●							●
SRP							●	●						
Meningococo C		●		●			●							
Rotavirus		●	●	●										
Meningococo B			●		●		●			●				
Papiloma										●				
Gripe														●
Herpes zóster														●

Vacunación recomendada de los bebés

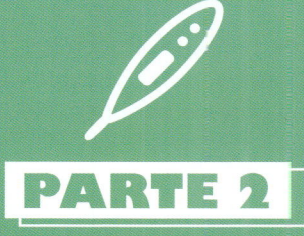

PARTE 2

SÍNTOMAS MÁS FRECUENTES

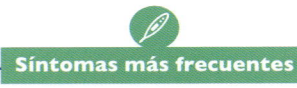
Dentición

En torno a los 4-7 meses de media aparecen los primeros dientes, llamados dientes primarios o temporales, más conocidos como «dientes de leche». No te asustes si salen antes o después, ¡cada niño lleva su ritmo!

→ ¿Cuántos dientes de leche tienen los niños?

Normalmente un niño tiene veinte dientes de leche, pero también puede tener más o menos. ¡No hay dos niños iguales! Los primeros en aparecer suelen ser los incisivos centrales inferiores, es decir, los dos dientes de abajo, situados en el centro de la mandíbula. Lo habitual es que en torno a los 3 años ya hayan salido todos los dientes de leche.

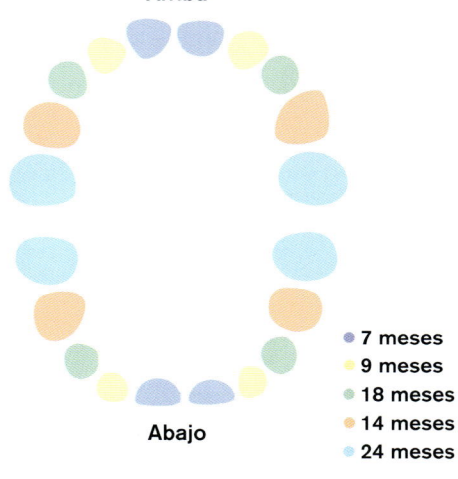

Arriba

● 7 meses
● 9 meses
● 18 meses
● 14 meses
● 24 meses

Abajo

EDADES A LAS QUE SALEN LOS DIENTES DE LECHE

¿Es grave, doctor?

Cuando le empiecen a salir los dientes a tu bebé, la mayoría de las veces verás llanto, malestar, culete irritado e hipersalivación. Nada grave: ¡son las reacciones clásicas de la dentición!

→ ¿Son importantes los dientes de leche?

Es verdad que los dientes de leche serán sustituidos por los definitivos, pero hay que protegerlos y cepillarlos con regularidad. **El estado de los dientes de leche puede incluso repercutir en los dientes definitivos.**

Se recomienda cepillar los dientes en cuanto aparezcan los primeros dientes de leche. He aquí algunas recomendaciones:

- **Cepilla los dientes de tu bebé por la mañana y por la noche** después de tomar el alimento.
- **Utiliza un cepillo de dientes pequeño** con cerdas suaves o un dedal de silicona, que también tendrá un efecto masaje sobre las encías (¡un plus!).
- **Escoge un dentífrico con 1000 ppm de flúor.** En cada cepillado basta con una bolita del tamaño de un grano de arroz. Cepíllale los dientes y luego no hace falta que se enjuague. Aunque no lo escupa, no hay ningún riesgo para el bebé.
- A partir de los 2–3 años, puedes **aumentar la cantidad de dentífrico** y pasar de un grano de arroz al tamaño de un guisante.

→ ¿Y los dientes «de verdad»?

Los primeros dientes definitivos aparecen a partir de los 5–6 años y hasta los 12 aproximadamente. Las muelas del juicio salen en torno a los 18–20 años (ver la ficha «Golpes en los dientes», pág. 102).

→ ¿La dentición provoca fiebre?

A día de hoy no se ha demostrado que la dentición provoque fiebre. Sin embargo, durante los periodos de dentición, los bebés se llevan las manos y objetos a la boca con más frecuencia. Además, la inflamación de las encías hace trabajar a su sistema inmunitario; por tanto, **es más fácil contraer un virus durante la dentición** y que ese virus les dé fiebre. Así pues, los 40 °C de fiebre no están directamente rela-

cionados con esa encía que se ha puesto roja porque le está saliendo un diente. La dentición simplemente aumentará el riesgo de que tu bebé contraiga un virus que le cause la fiebre.

Calmar las molestias asociadas con la dentición

Lo que no hay que hacer:

- Aplicar remedios de la abuela: agua azucarada, miel... El azúcar no alivia la dentición, ¡es un mito!
- Darle un collar de ámbar. ¡El riesgo de asfixia o de atragantamiento es alto!
- Dejar que se duerma con un biberón que contenga otra cosa que no sea agua (ni siquiera leche).

Lo que hay que hacer:

- Masajear las encías del bebé con un dedo limpio.
- Darle un analgésico: una dosis de paracetamol, en función de su peso, en caso de que esté muy inquieto.
- Darle un mordedor especial para la dentición, que puede ponerse al frío para aumentar su eficacia.

Resfriado

Tu hijo tiene la nariz taponada y le duele la garganta. Tiene tos, a veces seca, a veces con flemas, pero, sobre todo, está lleno de mocos. ¿Qué hacer? No te asustes, tengo la explicación. ¡Está resfriado!

→ ¿Qué es un resfriado?

Un resfriado es **una infección de las mucosas de la nariz y la garganta por un virus**. Provoca un engrosamiento de estas mucosas y, sobre todo, una secreción, a veces clara, otras amarilla o verde. Y te lo aclaro desde ya: no, el color de lo que le sale por la nariz al niño no sirve para hacer un diagnóstico ni es un criterio de gravedad.

→ ¿Cómo reconocerlo?

Todos nos hemos resfriado alguna vez: nariz taponada, goteo nasal, estornudos... Puede que a tu hijo le duela la garganta, tenga los oídos taponados o esté más cansado de lo normal. El resfriado puede ir acompañado de fiebre, ya que está causado por un virus.

→ ¿Cómo aliviar los síntomas?

El tratamiento más eficaz contra el resfriado es el lavado nasal, también llamado **«desobstrucción rinofaríngea»**. Ve armándote de jeringas, suero fisiológico... ¡y también de valor y paciencia! Si ya lo tienes todo, ¡manos a la obra! **No hay edad mínima para limpiar la nariz** de tu pequeño con la jeringa. Para los recién nacidos (de menos de 1 mes), si de verdad te preocupa hacerle daño, puedes utilizar una monodosis de suero fisiológico. Así es como debes hacerlo:

En cuanto tu bebé ya sostenga la cabeza con más facilidad, puedes lavarle la nariz sentándolo de espaldas a ti e inclinándolo un poco hacia delante. No hay un número máximo de lavados de nariz al día, así que no dudes en hacerlo con frecuencia para aliviar a tu hijo.

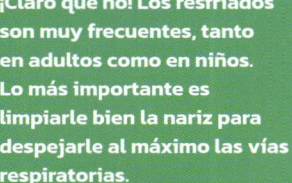

¿Es grave, doctor?

¡Claro que no! Los resfriados son muy frecuentes, tanto en adultos como en niños. Lo más importante es limpiarle bien la nariz para despejarle al máximo las vías respiratorias.

DESOBSTRUCCIÓN RINOFARÍNGEA

1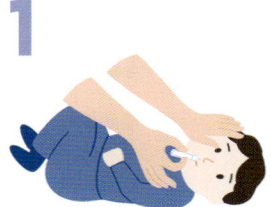

2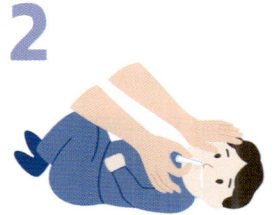

3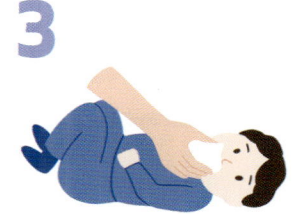

Acuesta a tu recién nacido boca arriba, con la cabeza mirando hacia el lado de la fosa nasal que quieres limpiar.

Vacía la monodosis o la jeringa en la fosa nasal opuesta, apuntando al oído del lado de la fosa nasal que deseas desobstruir. Por ejemplo, si quieres vaciar la fosa nasal izquierda, introduce el producto por la fosa nasal derecha, apuntando al oído izquierdo.

Límpiale la nariz al bebé con un pañuelo y luego haz lo mismo con la otra fosa nasal.

¿Y si el suero no sale?

No es peligroso: ¡el suero no acabará en el cerebro! Si no sale es porque tu bebé se lo ha tragado. Como el cuerpo está bien diseñado, tu bebé digerirá el moco y el suero. ¡Lo importante es que su nariz esté despejada! Te aseguro que a urgencias no nos llega ningún niño que se ha sentido mal durante un lavado de nariz... No te arriesgas a nada. En el peor de los casos, al bebé se le irá por el otro lado y quizá empiece a toser. En ese caso, siéntalo y tranquilízalo. ¡Pero a urgencias sí que llegan niños con dificultad para respirar porque sus padres no les lavan la nariz!

→ ¿El lavado nasal puede provocar otitis?

No, en el momento de escribir estas líneas no hay ningún estudio que demuestre que lavar la nariz aumente el número de otitis. No es más que una creencia popular como tantas otras. Sé que este gesto puede parecerte un poco bruto o tal vez tengas la sensación de ahogar a tu bebé en mocos, pero te aseguro que con este método le harás más bien que mal.

Dificultades respiratorias

¿Tu hijo respira como si se fuera a ahogar? ¿Hace más ruido de lo normal o respira más deprisa? Es importante saber reconocer las dificultades respiratorias, ya que son muy frecuentes en los niños.
Te explico lo básico en unas líneas para que te familiarices con el tema.

→ ¿Cómo reconocer las dificultades respiratorias?

Una dificultad respiratoria puede darse cuando a tu bebé se le tapona la nariz por un simple resfriado, con una bronquiolitis, una crisis de asma o una laringitis, por ejemplo. Para reconocerla, aprende a observar ciertas señales.

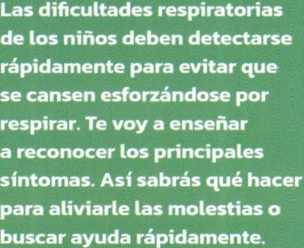

¿Es grave, doctor?

Las dificultades respiratorias de los niños deben detectarse rápidamente para evitar que se cansen esforzándose por respirar. Te voy a enseñar a reconocer los principales síntomas. Así sabrás qué hacer para aliviarle las molestias o buscar ayuda rápidamente.

Si tu hijo tiene una de estas señales su dificultad respiratoria es leve; si acumula varias, su dificultad es más seria. En Medicina nos enseñan una regla mnemotécnica para acordarnos de todo: «¿**A qué t**e **d**edicas, **r**ata?»:

- **A**leteo nasal: ¡sus fosas nasales se abren y cierran como las de un toro!
- **Que**jido respiratorio: expulsa el aire de forma inusual y con sonido.
- **T**iraje (intercostal, supraesternal, subcostal): se forma un pliegue entre las costillas, bajo las costillas o sobre el esternón o las clavículas.
- **D**isociación toracoabdominal: su vientre se hincha de forma inusual con cada respiración.
- **R**etracción xifoidea: se forma una pequeña hendidura bajo el esternón.

Si presenta uno de estos síntomas puede ser indicio de dificultad respiratoria. Cuantos más síntomas se presenten, ¡más dificultad tiene tu hijo!

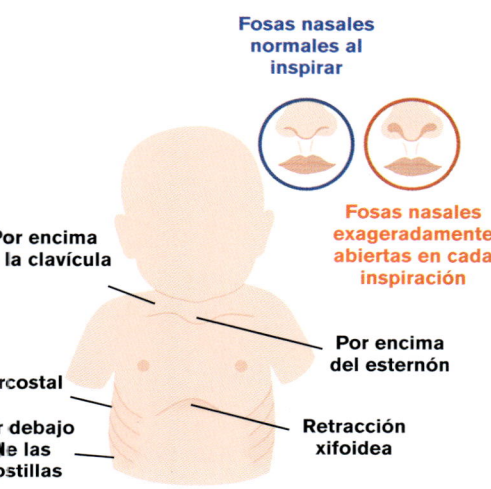

Fosas nasales normales al inspirar

Fosas nasales exageradamente abiertas en cada inspiración

Por encima la clavícula

Por encima del esternón

rcostal

debajo de las stillas

Retracción xifoidea

SEÑALES DE DIFICULTAD RESPIRATORIA

→ ¿Qué otras señales se pueden observar?

Además de las señales de dificultad respiratoria que acabamos de enumerar, controla **si aparece una respiración más rápida o entrecortada, un ruido inusual** de sibilancias o ronquidos, o **un cambio en la complexión de tu bebé**, con labios o extremidades azulados.

¿Cómo puedo calmarlo?

La regla de oro es poner al niño cómodo, mejor sentado si tiene edad para mantenerse en esa posición, y luego lavarle la nariz (ver la ficha «Resfriado», pág. 42). A continuación, el tratamiento dependerá de la causa: asma, laringitis, etc. (ver las fichas «Asma», pág. 86, y «Laringitis», pág. 68). Si la dificultad respiratoria persiste, ¡consulta a un médico!

¡RECAPITULEMOS!

¿TU HIJO PARECE TENER DIFICULTAD PARA RESPIRAR, respira más rápido de lo habitual o muestra signos de esfuerzo?

sí — no

Lávale la nariz

¡Buenas noticias, tu hijo respira correctamente!

¿La dificultad persiste?

sí

no

¿Su complexión cambia de color, está somnoliento o sigue respirando mal pese a haberle lavado la nariz?

Vigílalo en casa

no — sí

Consulta a tu médico

LLAMA AL 061

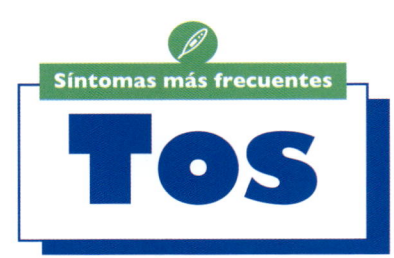

TOS

Uno de los síntomas más frecuentes en pediatría, después de la fiebre, es este, el que te hace sufrir insomnios, te preocupa, te pone nervioso y te lleva a la consulta del médico… ¡la tos!
Que no cunda el pánico, ¡te doy todas las claves!

→ ¿Qué es la tos?

Suele empezar como un resfriado común y corriente, seguido de una tos, a veces seca, a veces con flemas, tanto de día como de noche, que dura varios días e incluso semanas. Es lo que se conoce como **tos posviral** y está causada por una irritación de las vías aéreas superiores.

Esta tos no solo no reviste gravedad, sino que además es útil porque permite que los virus salgan por las vías respiratorias.

→ ¿Qué tratamiento tiene?

Cuidado, **los jarabes para la tos no son útiles**, ¡y algunos incluso están contraindicados para los niños! Algunos jarabes homeopáticos son seguros, pero no han demostrado su eficacia. El único tratamiento en el que debes pensar es el **lavado nasal** (ver la ficha «Resfriado», pág. 42). También puedes usar unos cojines de noche para que tu hijo duerma un poco más incorporado, ¡pero no si aún es un bebé! (ver la ficha «¿Cómo acuesto a mi bebé?», pág. 30).

Si tiene más de un año, también puedes darle **agua templada con miel**.

¿Es grave, doctor?

La gran mayoría de las toses infantiles no requieren tratamiento, ya que son completamente benignas, ¡por muy escandalosas que sean!

La medalla de plata al síntoma más frecuente después de la fiebre: ¡la tos!

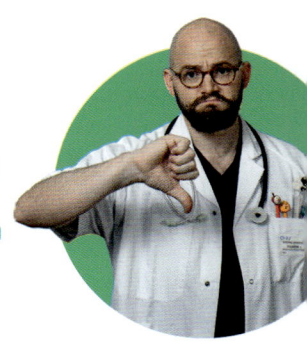

→ ¿Qué tipos de tos deben llamarme la atención?

Aprende a reconocer los diferentes tipos de tos:

- **Tos perruna:** ¿te parece oír una foca o los ladridos de un perro? Pues no, es tu hijo y probablemente tiene laringitis. La tos tiene un tono más ronco y es diferente de la habitual, y además está afónico. Ver la ficha «Laringitis», pág. 68.

- **Tos asmática:** es una tos seca, persistente, agravada por los esfuerzos o durante la noche, que suele acompañarse de sibilancias y dificultades respiratorias. Puede aparecer cuando tu hijo se ríe o llora, y eso es lo que debe hacerte sospechar. Ver la ficha «Asma», pág. 86.

- **Tos de neumonía:** es más difícil de reconocer por el sonido, pero suele ir acompañada de fiebre y de un pequeño gemido al espirar. Si tu hijo tiene fiebre y tos, tal vez el médico oiga algo al auscultarlo y le recete antibióticos. En ese caso, también se pedirá una radiografía de los pulmones para comprobar si tiene o no inflamación de los bronquios.

- **Tos ferina:** gracias a las vacunas, cada vez hay menos tos ferina, pero sigue existiendo. Y puedes encontrártela, sobre todo si tu bebé no ha sido vacunado. Se reconoce por una inhalación ruidosa, que se conoce como «gallo». Si tu hijo aún no está totalmente vacunado y tiene esta tos, consulta a tu médico, que sabrá distinguirla y derivarte a urgencias si es necesario.

¿Cuándo hay que preocuparse?

Debes estar atento a los signos de dificultad respiratoria (hendiduras entre las costillas, aleteo nasal, respiración rápida...). Si es así, consulta la ficha «Dificultades respiratorias» en la pág. 44.

Si no hay tales signos, ¡la tos es probablemente benigna!

También hay que prestar atención a señales de una fiebre mal tolerada: cianosis (labios o extremidades que se ponen azules), piel moteada, escalofríos (de los que hacen castañetear los dientes durante varios minutos, no solo la piel de gallina). Ver la ficha «Fiebre», pág. 53.

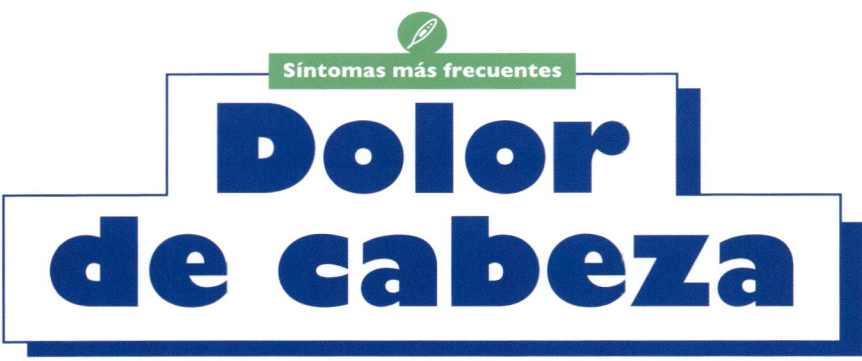

Dolor de cabeza

Los dolores de cabeza en los niños suelen ser motivo de preocupación. Entiendo que temas pasar por alto algo grave. Voy a ayudarte a reconocer las señales de alarma y a saber cuándo debes preocuparte y cuándo acudir al médico.

→ ¿En qué debo fijarme?

Un dolor de cabeza **poco habitual y que ocurre por primera vez** es lo que debe preocuparte.

Si además es **repentino e intenso**, como «un trueno en un cielo despejado», como dicen los médicos, es motivo de urgencia. En este caso, hay que llamar al 061 y acudir a urgencias.

¿Es grave, doctor?

La mayoría de los dolores de cabeza infantiles son benignos, pero hay ciertos criterios que deben alertarte y ponerte la mosca detrás de la oreja. ¡Aquí te los cuento todos!

El momento en que aparece el dolor también es importante:

- Si tu hijo tiene dolores de cabeza al despertarse por la mañana o al final de la noche, que le provocan vómitos que le calman el dolor, debes consultar a un médico.

- Si a tu hijo le duele la cabeza cuanto tiene fiebre, es algo más habitual. Puede ser solo un reflejo del aumento de la temperatura. Sin embargo, si además del dolor de cabeza y de la fiebre a tu hijo le duele la nuca, le molesta la luz o tiene vómitos, no dudes en consultarlo.

Por supuesto, si tu hijo tiene otras molestias aparte del dolor de cabeza, como dificultad para andar, un brazo o una pierna que no puede mover bien o una asimetría facial, ¡corre al médico!

Por lo demás, si los dolores de cabeza son habituales o si no aparecen de repente, si son soportables y el paracetamol ayuda a aliviar los síntomas, entonces puede esperar. Pide cita con el pediatra si los dolores de cabeza son recurrentes y molestos.

→ ¿Y la migraña?

Para hablar de migraña deben cumplirse varios criterios:

- Se han producido al menos cinco episodios de cefaleas.
- Los dolores de cabeza duran entre 4 y 72 horas.
- El dolor se produce en un solo lado del cráneo.
- El dolor es pulsátil (como golpes en la cabeza).
- El dolor es de moderado a intenso.
- El dolor empeora con la actividad física.
- Se dan náuseas o vómitos o sensibilidad a la luz y el sonido.
- Los dolores de cabeza no están relacionados con otro diagnóstico.

En caso de migraña, consulta al médico, que podrá aconsejar un tratamiento.

También hay **migrañas con aura**, es decir, con síntomas «extraños» como destellos de luz o moscas volantes en la visión, hormigueos o pinchazos y otras señales anormales, que deberás consultar con el médico.

¿Qué son las cefaleas tensionales?

Estos dolores de cabeza son los más frecuentes y completamente benignos. Se reconocen porque el dolor es bilateral (en ambos lados de la cabeza, a diferencia de la migraña), de tipo opresivo (como si le apretaran la cabeza), de leve a moderado, que no se agrava con la actividad física, dura entre 30 minutos y 7 días y no se acompaña de náuseas o vómitos. Puedes darle paracetamol a tu hijo y hablar con tu médico.

¡RECAPITULEMOS!

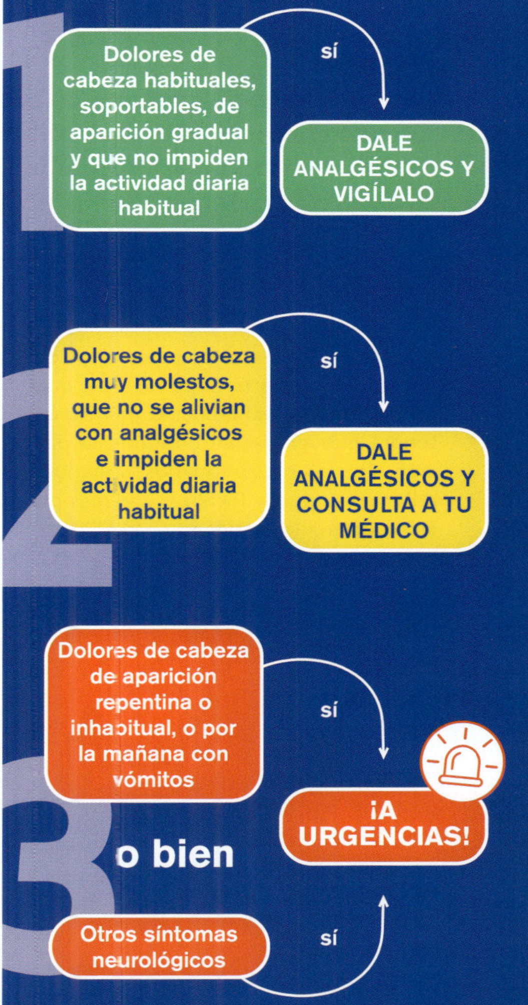

1 Dolores de cabeza habituales, soportables, de aparición gradual y que no impiden la actividad diaria habitual — **sí** → **DALE ANALGÉSICOS Y VIGÍLALO**

2 Dolores de cabeza muy molestos, que no se alivian con analgésicos e impiden la actividad diaria habitual — **sí** → **DALE ANALGÉSICOS Y CONSULTA A TU MÉDICO**

3 Dolores de cabeza de aparición repentina o inhabitual, o por la mañana con vómitos — **sí** → **¡A URGENCIAS!**

o bien

Otros síntomas neurológicos — **sí** → **¡A URGENCIAS!**

Dolor de barriga

¡Ah, los famosos dolores de barriga que hacen temblar a más de un padre! Es uno de los tres síntomas más frecuentes en los servicios de urgencias pediátricas. ¿Cómo evaluar su gravedad y cómo saber cuándo consultarlo? Te ayudo a verlo más claro.

→ ¿Dónde duele?

Dónde se localiza el dolor es un aspecto importante. Pero tu bebé no va a decirte dónde le duele, así que es el médico quien tendrá que averiguarlo durante la palpación. Con los más pequeños, a menudo el dolor no se puede localizar con más precisión que en «la barriga».

¿Es grave, doctor?

El tubo digestivo es el segundo cerebro del niño. Diversas enfermedades pueden provocar dolor de barriga: anginas, otitis, neumopatía, gastroenteritis, estreñimiento, etc. Piensa dónde ocurre, a qué hora del día y los efectos de los analgésicos sobre los síntomas. No te preocupes: en la mayoría de los casos, no será nada grave y se pasará.

Si tu hijo ya tiene edad de expresarse, se puede afinar el diagnóstico. Tu médico no citará las mismas causas si el dolor está por debajo del ombligo, en la parte inferior izquierda o la inferior derecha de la barriga. He aquí algunos ejemplos de causas según la localización:

- **Si el dolor está en la parte inferior izquierda**, podría ser estreñimiento (ver pág. 112), sobre todo si el tránsito intestinal de tu hijo no es perfecto y el dolor aparece en forma de espasmos.
- **Si tu hijo se queja de dolor al orinar**, podría tratarse de una infección de orina (ver pág. 128). Háblalo con tu médico.
- **Un dolor en la parte inferior derecha más bien continuo**, que aumenta progresivamente, con fiebre de 38 °C o 38,5 °C y náuseas, podría sugerir una apendicitis (ver pág. 90).
- **Por encima del ombligo**, el dolor podría significar ardor de estómago, sobre todo si fluctúa en función de las comidas y tu hijo tiene una sensación de quemazón que sube desde el estómago hasta

la boca. En este caso, evita los alimentos ácidos y grasos y las bebidas con gas. Si persiste, habla con tu médico, que podrá recetarle un protector gástrico si fuera necesario.

- **El contexto también es importante**: ¿ha comido tu hijo algo poco habitual y varias personas que han compartido la misma comida presentan los mismos síntomas? Si es así, tal vez se trate de una intoxicación alimentaria. En este caso el dolor puede ir acompañado de diarrea, vómitos y fiebre. Háblalo con el médico y mantén a tu hijo bien hidratado.

¿Tiene fiebre?

La fiebre durante los episodios de dolor abdominal se debe, en la mayoría de los casos, a un virus. Sí, los virus en los niños suelen provocar dolor de barriga: anginas (ver pág. 66), resfriados (ver pág. 42), gastroenteritis (ver pág. 62)... Sin embargo, no bajes la guardia, ya que la fiebre también puede darse con una apendicitis.

Es importante recordar que el tubo digestivo es el segundo cerebro del niño. Muchas patologías pueden provocar dolor abdominal (otitis, anginas, infecciones pulmonares, etc.). En los niños, **la psicología** también desempeña un papel importante sobre su estado físico: las emociones y el estrés a veces pueden provocar dolor abdominal.

⇢ ¿Cómo evoluciona el dolor?

La evolución del dolor te dará pistas:

- Si el dolor de tu hijo va y viene, con espasmos y momentos de calma entre los ataques, la causa puede ser el **estreñimiento**.
- En cambio, si el dolor es continuo y aumenta con el tiempo, podría sospecharse una **apendicitis**.

⇢ ¿Cómo es el tránsito intestinal de tu hijo?

¿Tu hijo hace de vientre cada día? ¿Sus heces son duras y pequeñas como cacas de conejo, o más bien líquidas? ¿Tiene dificultades para ir de vientre? ¿Hace fuerza en el baño? Haciéndote las preguntas adecuadas, podrás aprender a distinguir entre el dolor provocado por el estreñimiento u otra causa. Muchos dolores abdominales se deben al estreñimiento, así que apréndete de memoria la ficha «Estreñimiento» para poder tratar sin demora los dolores excesivos.

Cuidado: la ausencia total de gases (es decir, tu hijo ya no se tira pedos) y de deposiciones, junto con dolores abdominales y vómitos, podría sugerir una obstrucción intestinal (básicamente, un tapón en el tubo digestivo). ¡Consúltalo urgentemente!

→ ¿Qué se puede hacer?

Para los dolores de barriga puedes darle a tu hijo paracetamol sin ningún problema.

Una vez administrado el analgésico, vuelve a evaluar el dolor:

- **Si el dolor cesa** es buena señal; puedes aplazar la consulta al médico.
- **Si el dolor persiste**, ¡no dudes en pedir cita con el médico!

Lo importante es estar atento a las señales de alarma. Si tu hijo muestra alguno de estos signos, acude a urgencias:

- Dolor abdominal con dificultad para caminar.
- Dolor abdominal con vómitos y ausencia de heces y gases.
- Dolor abdominal con fiebre mal tolerada.
- Dolor abdominal con sangre en las heces.
- Dolor abdominal con una alteración del estado general.

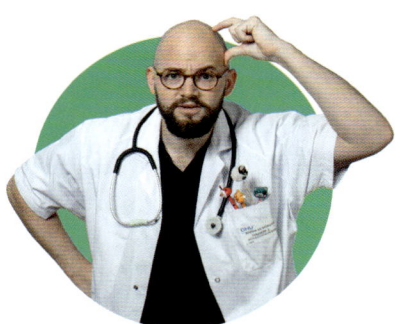

Los dolores de barriga tienen muchas causas, que identificarás haciéndote las preguntas adecuadas.

¡RECAPITULEMOS!

1 Dolores de barriga fluctuantes, sin fiebre, que se pasan con analgésicos → sí → **VIGÍLALO EN CASA**

2 Dolores de barriga recurrentes, con o sin fiebre, que resisten a los analgésicos → sí → **CONTACTA CON TU MÉDICO**

3 Dolor abdominal intenso, con o sin fiebre persistente, y mal estado general → sí → **¡A URGENCIAS!**

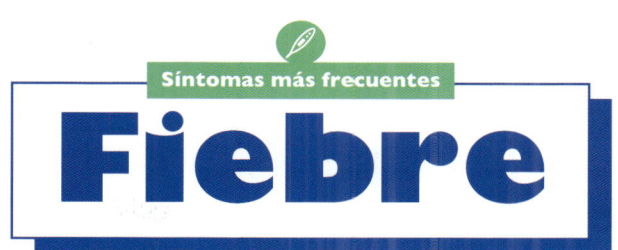

Fiebre

¿Tu hijo está más gruñón de lo normal? ¿Le pones la mano en la frente y notas que le arde? ¡Que no cunda el pánico! Deja quietas las llaves del coche. Te explico cómo reaccionar (y sobrevivir) a la fiebre de tu hijo.

→ ¿Por qué sube la temperatura?

Cuando esos invasores malos (virus, bacterias) entran en nuestro organismo, nuestros soldados especiales, llamados «células inmunitarias», los detectan de inmediato.

Estas células entran en acción, liberando pequeños mensajes químicos, las citoquinas, para alertar al cerebro de que se está librando una batalla. El cerebro, que es como un centro de mando, recibe el mensaje de las citoquinas y decide ajustar nuestro termostato interno un poco más alto de lo habitual. Esto significa que la temperatura normal del cuerpo, que ronda los 37 °C, subirá un poco. Cuando la temperatura sube, significa que el cuerpo ha entrado en modo «combate».

→ ¿Cómo se mide?

Hablamos de fiebre cuando la temperatura supera los 38 °C. Se trata de la reacción normal del organismo para defenderse de un microbio, y en la mayoría de los casos no es nada grave. Ten en cuenta también que una temperatura inferior a 36 °C equivale a fiebre. Para medirla, nada mejor que un termómetro básico. Evita los termómetros de oído o de frente, que no son lo bastante precisos. Los termómetros rectales pueden utilizarse para los niños más pequeños; para los demás son preferibles los termómetros axilares. Recuerda añadir entre 0,5 y 0,9 grados a lo que indica el termómetro si tomas la temperatura en la axila.

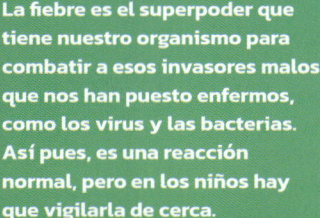

¿Es grave, doctor?

La fiebre es el superpoder que tiene nuestro organismo para combatir a esos invasores malos que nos han puesto enfermos, como los virus y las bacterias. Así pues, es una reacción normal, pero en los niños hay que vigilarla de cerca.

→ ¿Debo acudir al médico?

La fiebre es una reacción normal y solo debe preocuparte si:

- **Tu bebé tiene menos de 3 meses:** ¡corre, a urgencias!
- **Tu hijo no tolera bien esa fiebre** (lee más abajo para entenderlo mejor).
- **Tu hijo cojea** (ver la ficha «Cojera», pág. 96): vete a urgencias.
- **La fiebre dura más de 5 días seguidos y supera los 38 °C** al menos una vez al día: ¡consúltalo! Si no hay fiebre durante 24 horas, el contador vuelve a ponerse a cero.

Por supuesto, si tu hijo tiene problemas de salud, es probable que tu médico de referencia te haya dado instrucciones especiales. Por ejemplo, cualquier fiebre en un niño con anemia de células falciformes (una enfermedad de los glóbulos rojos) debe llevarte a la consulta. Lo mismo ocurre si tu hijo ha padecido anteriormente una pielonefritis (infección renal): hay que descartar rápidamente cualquier recidiva.

→ ¿Qué es la mala tolerancia?

Las siguientes señales pueden ayudarte a identificar una fiebre mal tolerada:

- Los labios o las extremidades de tu hijo están azules.
- Notas un moteado inusual en la piel.
- Lo ves temblar y le castañetean los dientes durante varios minutos.
- Tu bebé parece un «muñeco de trapo»: se muestra desmadejado a pesar de la estimulación.

Por el contrario, si tu hijo tiene fiebre, los siguientes síntomas no son signos de mala tolerancia e incluso son habituales: come menos, está cansado, está más gruñón, duerme menos, llora más... Cuando tú coges la gripe te pasa lo mismo, ¿no?

¿Estar a 40 °C es más grave que estar a 38,2 °C?

No, no y no. Es una creencia popular. Unas anginas causadas por un virus puede dar una fiebre de 41 °C, mientras que una meningitis bacteriana tal vez solo dé 38,3 °C. De nuevo, lo importante es la tolerancia a la fiebre, y no el número que marca el termómetro.

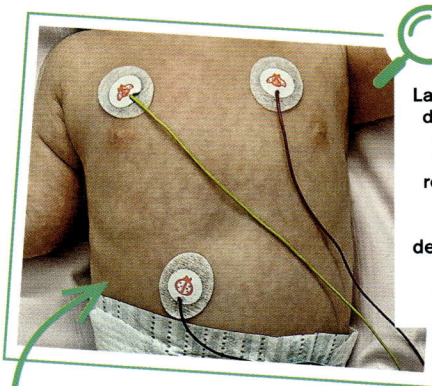

La fiebre pu[...] darle a la p[...] un aspec[...] marmola[...] rosa azula[...] que es [...] debido a [...] desoxigena[...] del fluj[...] sanguíne[...]

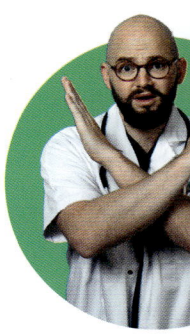

Prohibido el termómetro parental con la palma de la mano. ¡Haz una lectura real!

→ Doctor, en cuanto se pasa el efecto del paracetamol, ¡la fiebre vuelve a subir!

El paracetamol no cura la fiebre, solo la hace más llevadera. Es normal que la fiebre vuelva a subir en cuanto se pasa el efecto del medicamento, ¡no es en absoluto un criterio de gravedad! La fiebre es una aliada que previene y ayuda a curar. Si se tolera bien, no debe preocuparte.

→ ¿Qué debo hacer cuando mi hijo tiene fiebre?

Si el termómetro sube, **destapa a tu hijo, déjalo solo con el pañal o ropa interior y dale agua con frecuencia.** Si está incómodo, dale paracetamol cada 6 horas. Y evita los baños más fríos que la temperatura corporal, ¡que ya son cosa del pasado!

→ ¿Cuánto tiempo va a durar?

Sabemos que la fiebre infantil suele estar causada por un virus. ¡Y un episodio vírico dura entre 3 y 5 días! Así que no te asustes si tu niño tiene fiebre desde hace 2, 3 o incluso 4 días. Ten en cuenta que **los días se cuentan en horas.** Por ejemplo, si tu hijo tiene fiebre el domingo a las 20 h y el lunes a las 8 de la mañana, eso no son 2 días, sino solo 12 horas. El lunes por la noche llevará un día con fiebre (24 horas); y el viernes por la noche hará 5 días.

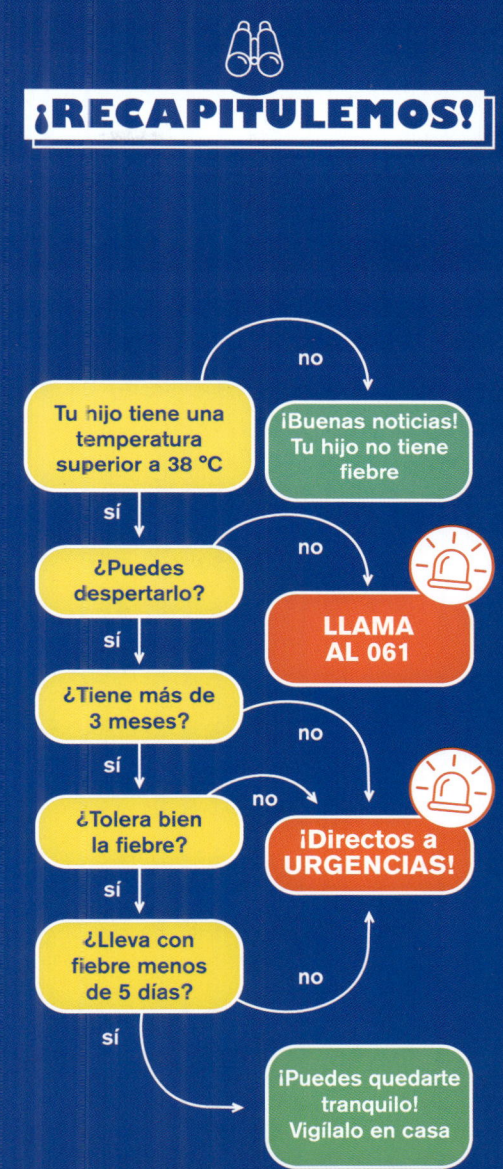

¡RECAPITULEMOS!

Tu hijo tiene una temperatura superior a 38 °C

no → ¡Buenas noticias! Tu hijo no tiene fiebre

sí ↓

¿Puedes despertarlo?

no → LLAMA AL 061

sí ↓

¿Tiene más de 3 meses?

no →

¿Tolera bien la fiebre?

no → ¡Directos a URGENCIAS!

sí ↓

¿Lleva con fiebre menos de 5 días?

no →

sí ↓

¡Puedes quedarte tranquilo! Vigílalo en casa

¡TE TOCA!

Caliente, frío, caliente, frío… La fiebre puede ser difícil de controlar en los niños. Y con todas las recomendaciones que hay en internet, no siempre es fácil saber cómo aliviarla.

¡DESCUBRE LOS SIETE ERRORES que no habría que cometer en esta situación!

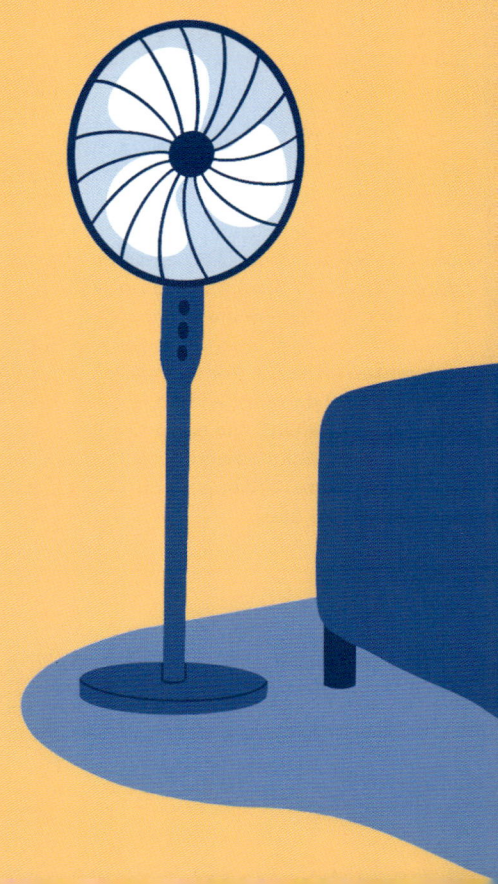

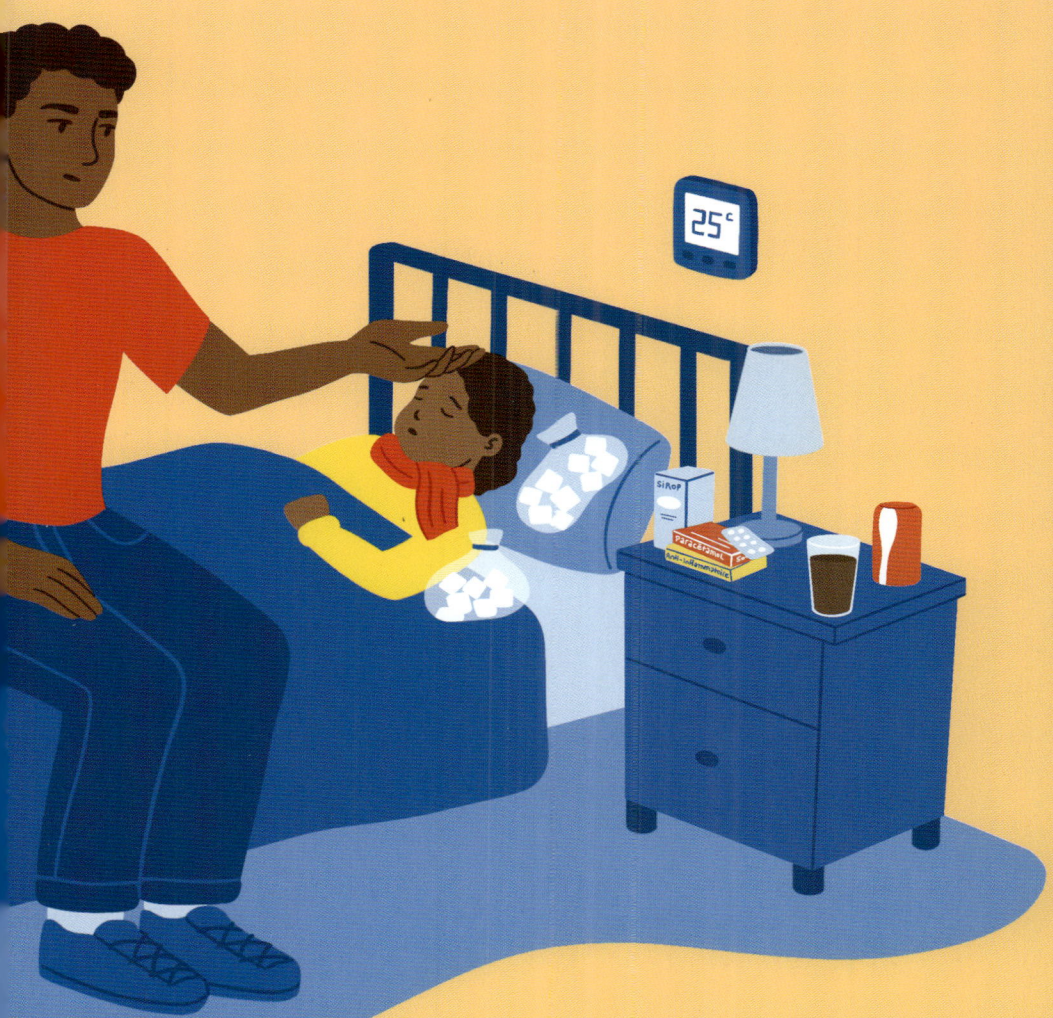

1) LA FORMA DE MEDIR LA TEMPERATURA: la temperatura nunca se mide con la mano, sino con un termómetro electrónico, ya sea en la axila o por vía rectal en el caso de los bebés.

2) LA TEMPERATURA DE LA HABITACIÓN: opta por una temperatura de entre 18 y 20 ºC, ideal para que tu hijo duerma cómodo.

3) TAPAR DEMASIADO A TU HIJO: aunque alterne momentos de frío y calor, no lo tapes. Déjalo en ropa interior o con un pijama ligero.

4) LAS BOLSAS DE HIELO O LOS BAÑOS FRÍOS: ¡es una falsa creencia que hay que desmentir! El contacto del frío sobre el cuerpo de tu hijo durante la fiebre no ayuda, sino que provoca malestar.

5) EL VENTILADOR QUE APUNTA A TU HIJO: es probable que el aire frío que expulsa el ventilador incomode aún más a tu hijo. Nunca se ha demostrado la eficacia del ventilador para reducir la fiebre.

6) LOS MEDICAMENTOS ADMINISTRADOS: en caso de fiebre, solo puedes automedicarlo con paracetamol. Evita los antiinflamatorios sin consejo médico y cualquier otro tipo de medicamento, como los jarabes para la tos.

7) EL VASO DE COLA: la fiebre puede provocar deshidratación. Es aconsejable rehidratar al niño con agua o, como mucho, con una solución de rehidratación oral. Rehidratarse con un refresco de cola no es eficaz ni aconsejable.

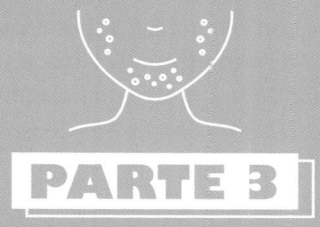

PARTE 3

ENFERMEDADES
INFANTILES

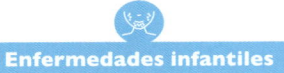

Bronquiolitis

Tu bebé parece respirar con dificultad, tiene la nariz taponada y no come como de costumbre… ¿Y si tiene bronquiolitis, ese virus más bien invernal que afecta a nuestros pequeños?

→ ¿Qué es la bronquiolitis?

Explicado de manera sencilla, los bronquiolos son los conductos más pequeños que transportan oxígeno a la sangre para respirar. Durante una bronquiolitis, se inflaman y se llenan de secreciones, impidiendo que el oxígeno circule correctamente. La bronquiolitis puede estar causada por muchos virus diferentes, pero **el VRS, o virus respiratorio sincitial**, es el que provoca más casos, y a menudo los más graves.

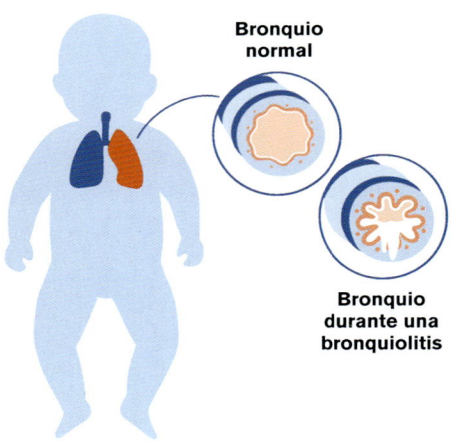

Bronquio normal

Bronquio durante una bronquiolitis

¿Es grave, doctor?

La bronquiolitis dura de 7 a 10 días, con un aumento de los síntomas en los primeros 3-4 días, luego sigue una fase más estable y al final disminuyen los síntomas. La tos puede persistir 15 días más. Es una enfermedad benigna, pero puede tener consecuencias serias si no se vigila adecuadamente.

→ ¿Cómo saber si mi hijo tiene bronquiolitis?

La bronquiolitis es más frecuente antes de 1 año de edad. Suele comenzar como un resfriado común, y luego el niño muestra dificultad para respirar, a menudo con tos. También puede aparecer fiebre, como en cualquier infección vírica. Las dificultades para respirar pueden identificarse por una respiración más rápida que produce una hendidura entre las costillas o bajo el cuello de tu hijo (ver la ficha «Dificultades respiratorias», pág. 44). Tu hijo se cansa y puede sufrir apnea. ¡Hay que vigilarlo como si fuera aceite al fuego!

→ ¿Cuál es el tratamiento?

No existe un tratamiento específico, pero es posible que le prescriban fisioterapia respiratoria, que sirve sobre todo para reevaluar periódicamente el estado de tu hijo y ayudarte a repasar las maniobras de lavado nasal, así como para conseguir que tosa en determinadas situaciones. Tu hijo tiene que combatir el virus por sí solo, pero puedes ofrecerle un poco de ayuda.

- La medida más importante es la **desobstrucción rinofaríngea**, o despejar la nariz (ver la ficha «Resfriado», pág. 42). Puedes hacerlo tantas veces como quieras, antes de comer y de dormir, con una jeringa o una monodosis de suero.

- Lo segundo que debes tener en cuenta es la **ingesta de alimentos**. Intenta darle a tu hijo cantidades más pequeñas para comer y beber pero con más frecuencia, para evitar que se agote.

→ ¿Qué debe preocuparme?

- Un bebé que toma menos de la mitad de sus biberones, durante varias tomas seguidas.

- Un bebé desmadejado como un muñeco de trapo. Puede ser un signo de agotamiento.

- Un bebé que, a pesar de lavarle la nariz, muestra signos considerables de dificultad respiratoria.

- Un bebé cuya complexión cambia o que tiene los labios y las extremidades azulados.

Si te encuentras alguno de estos casos, ¡directos a urgencias!

Controla la RECTA

Te enseño una regla mnemotécnica para ayudarte a vigilar el estado de tu hijo.

R: respiración rápida. La situación es más preocupante si tu hijo respira rápido.

E: estado general. Un bebé desmadejado que no sonríe es más preocupante que un bebé enérgico y sonriente.

C: coloración. Si tu bebé está pálido o azulado, es motivo de preocupación. Si está rosa, es tranquilizador.

T: tiraje respiratorio (ver las señales mencionadas en la ficha «Dificultades respiratorias», pág. 44).

A: alimentación. Si ves que tu bebé deja más de la mitad de los biberones, vigílalo.

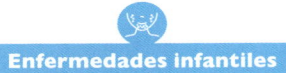

Gastroenteritis

¿Tu hijo ha llenado de vómitos las paredes de casa o tiene una diarrea tras otra? Crees que tiene una gastroenteritis, ¿pero sabes exactamente cómo reaccionar?

→ ¿Cómo reconocerla?

Pueden darse varios síntomas:

- **Vómitos:** al principio se vomitan los alimentos y, cuando ya no le queda nada al niño en el estómago, se convierte en bilis.
- **Dolores de barriga:** causados por la agresión que ha sufrido el tubo digestivo.
- **Diarreas:** heces de blandas a líquidas que se salen del pañal.

¿Es grave, doctor?

La gastroenteritis, o virus intestinal, suele estar causada por un virus que infecta la pared del tubo digestivo... y la vuelve más frágil durante los 3 a 7 días siguientes. ¡Cuidado con la deshidratación!

- **Fiebre:** la gastroenteritis es una infección, y una infección significa fiebre. La regla de oro sigue siendo la misma: la fiebre debe ser bien tolerada, durar menos de 5 días y no presentarse en niños menores de 3 meses (ver pág. 53). Si no es así, acude a urgencias.

→ ¿Qué debo vigilar?

Cuando tu hijo tiene una gastroenteritis, el principal riesgo es la deshidratación. Presta atención a las siguientes señales:

- **Ojos hundidos:** como si estuvieran muy metidos en la cara.
- **Boca seca:** ausencia de saliva en la lengua y detrás de los labios.
- **Hipotonía:** un niño flácido como un muñeco de trapo, sin tono.
- **Sed:** un niño muy sediento puede indicar un principio de deshidratación.
- **Orina menos frecuente,** más oscura y con un olor más intenso.
- **Las fontanelas** (los huecos blandos en la cabeza del bebé) pueden estar hundidas.
- **Persistencia de los pliegues cutáneos:** al pellizcar la piel, se mantiene la marca.
- **Pérdida de peso,** que es importante vigilar durante una gastroenteritis.

Si estas señales persisten a pesar de haberle dado una solución de rehidratación oral (ver abajo), dirígete a urgencias. Tu hijo tal vez necesite una perfusión para rehidratarse.

→ ¿Cómo ayudarle a recuperarse?

Por desgracia, no existen curas milagrosas. ¡Hay que esperar a que el cuerpo se deshaga del microbio! Tu objetivo será disminuir el riesgo de deshidratación. Te doy algunas pistas para conseguirlo:

- **Solución de rehidratación oral:** se compra en farmacias y es un polvo que se diluye en 200 ml de agua, y que hay que dar al niño de forma regular y escalonada (es decir, procura que no se lo trague todo en 3 minutos o volverá a vomitarlo).
- **Para los vómitos:** aquí tampoco hay soluciones milagrosas. Los medicamentos contra los vómitos no son muy eficaces y tienen efectos secundarios. Lo mejor es darle algo de azúcar a tu hijo (una piruleta o un poco de zumo). En efecto, el hecho de estar en ayunas aumenta las náuseas y conduce a un círculo vicioso. ¿Rehidratarse con refresco de cola sin gas? Por qué no, pero no tal cual. Puedes añadirle la solución de rehidratación oral. No existe una dieta típica recomendada para la gastroenteritis, y puedes retomar la alimentación normal en cuanto tu niño deje de vomitar.
- **Para las diarreas:** El Racecadotrilo® puede utilizarse para reducir un poco la cantidad de diarrea. También se conoce como Tiorfan®;
- **Para los dolores de barriga:** puedes darle paracetamol y Spasfon®, por ejemplo.

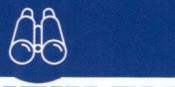

¡RECAPITULEMOS!

Tu hijo ha vomitado, tiene diarreas y colores abdominales → Vigila la deshidratación y haz que el niño beba mientras esperas la cita con el médico

Presenta signos de deshidratación pese al tratamiento prescrito por el médico → Acude a **URGENCIAS**, donde se plantearán una rehidratación por perfusión

Vacuna contra el rotavirus

Para los bebés de entre 6 semanas y 6 meses, el médico puede sugerir una vacuna, que se toma por vía oral, para reducir el riesgo de contraer el rotavirus, que es el virus más común que causa los trastornos estomacales más graves en los bebés.

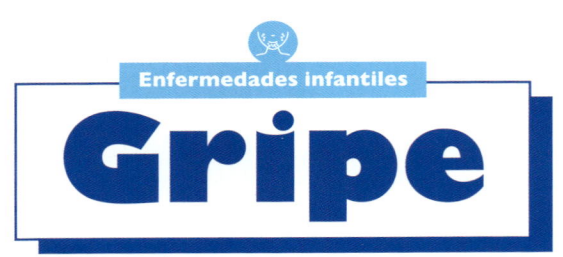

Gripe

Tu hijo tiene 40 °C de fiebre, le duele todo el cuerpo y está un poco gruñón (pero «igual que los amiguitos del cole», según su profesora)... ¿Te estás viendo venir una gripe? ¡Te ayudo a superar esta infección invernal!

→ ¿Qué es la gripe?

La gripe es una infección de las vías respiratorias causada por un virus: el *Myxovirus influenzae* (sí, lo sé, solo el nombre ya asusta). Todos los años se producen epidemias de gripe en Europa en otoño e invierno: es lo que se conoce como gripe estacional. En primavera y verano, el virus circula menos. Hay tres tipos de gripe: A, B y C. Cada tipo se compone de varias cepas, y por eso la vacuna cambia cada año y no es eficaz al cien por cien.

→ ¿Cómo se contagia?

La gripe se transmite por las gotitas de saliva, es decir, al hablar, toser o estornudar. También se puede contagiar a través de las manos u objetos contaminados por el virus. ¡Por eso es tan fácil que se contagien los niños pequeños! **Una persona enferma empieza a ser contagiosa 1 día antes de que aparezcan los síntomas y hasta 7 días después.**

→ ¿Cómo se reconoce la gripe?

Los síntomas aparecen de repente, con **fiebre alta** (a veces incluso más de 40 °C, pero si te has estudiado la ficha «Fiebre» de memoria, sabrás que no es eso lo que debe preocuparte) acompañada de escalofríos, mucho cansancio, dolores en músculos y articulaciones, dolores de cabeza y una tos seca, a veces dolorosa. Cuando hay epidemia de gripe, estos síntomas bastan para hacer el diagnóstico. En caso de personas frágiles, hospitalización o complicaciones, puede tomarse una muestra nasal para confirmar la presencia del virus.

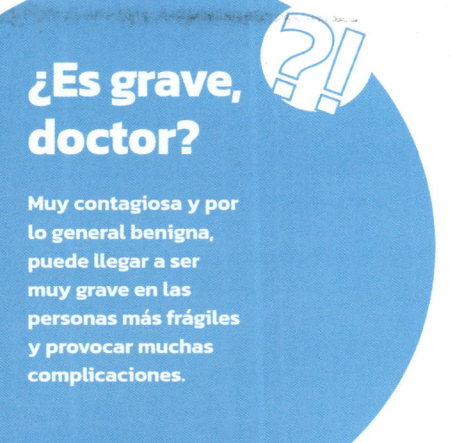

¿Es grave, doctor?

Muy contagiosa y por lo general benigna, puede llegar a ser muy grave en las personas más frágiles y provocar muchas complicaciones.

→ ¿Cuál es el tratamiento?

Si tu hijo tiene buena salud, **se curará en unos 7 días.** Pero no te sorprendas si el cansancio y la tos persisten durante 2 o 3 semanas.

Como la gripe es un virus los médicos no recetan antibióticos, ¡y es normal!

El tratamiento es bastante sencillo: haz que tu hijo guarde reposo en casa (para evitar contagiar a todo el mundo) y dale paracetamol para las molestias. **Y luego... ¡paciencia y vigílalo!**

→ ¿Puede complicarse?

La gripe es una enfermedad benigna, pero **puede acarrear complicaciones**, sobre todo en niños frágiles (menores de 6 meses, obesos o con enfermedades crónicas como asma o patologías cardiacas, neurológicas o pulmonares), como las siguientes:

- Otitis, sinusitis.
- Neumonías: dificultad para respirar, falta de aire, tos productiva.
- Miocarditis, pericarditis: dolor torácico, falta de aire.
- Encefalitis: problemas de comportamiento, síntomas neurológicos.

→ ¿Cuándo debo ir al médico?

¿Crees haber reconocido los síntomas de la gripe? Consulta al pediatra para confirmar tu hipótesis (lo antes posible si tu hijo está delicado de salud). Acude a urgencias si no tolera bien la fiebre (ver «Fiebre», pág. 53), si tu hijo tiene menos de 3 meses o si se presenta alguno de estos síntomas: dificultad para respirar, dolor en la nuca, dolor torácico o deterioro del estado general.

¡RECAPITULEMOS!

Tu hijo tiene fiebre alta, escalofríos, mucho cansancio, dolores en músculos y articulaciones, dolores de cabeza y tos seca

→ Pide cita con el médico

¿Tu hijo tolera mal la fiebre, tiene dificultad para respirar, dolor en la nuca, dolor torácico o deterioro de su estado general? ¿Tu bebé tiene menos de 3 meses?

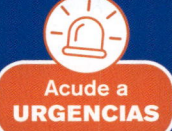

→ Acude a **URGENCIAS**

¿Cómo evito la gripe?

Se puede evitar contagiarse o transmitir la gripe con **medidas de barrera** (mascarilla y lavado de manos), ¡por supuesto! También se recomienda la vacunación anual de personas vulnerables a partir de los 6 meses de edad y de las personas en contacto habitual con personas vulnerables (cuidadores, profesionales de la puericultura, mujeres embarazadas, etc.).

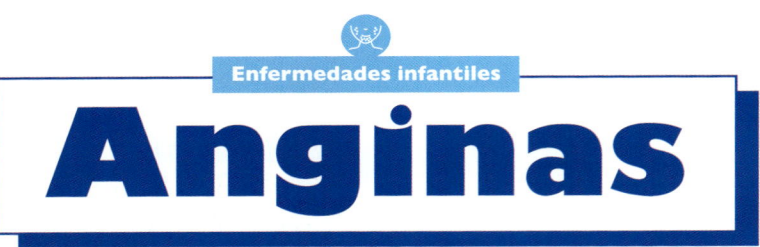

Anginas

¿Tu pequeño tiene fiebre y le duele al tragar, aunque sea un trocito pequeño de comida e incluso cuando bebe? ¿Tiene la parte posterior de la garganta roja y las amígdalas y ganglios inflamados? ¡Seguramente tiene anginas!

→ ¿Cómo reconocerlas?

Tu hijo tal vez sienta **dolor en la garganta** al tragar sólidos y también líquidos. Ojo, en los niños **los primeros signos pueden ser digestivos**, con dolor abdominal y vómitos. La fiebre es de intensidad variable, pero puede superar los 40 °C con algunos virus. Quizá también **le duela el oído**, pero no tiene por qué ser otitis. Puede que notes que tu hijo come peor e incluso que babea más, si todavía es un bebé.

¿Qué lo causa? ¿Un virus o una bacteria?

Antes de los 3 años, el causante es casi siempre un virus, por lo que no es necesario hacer ninguna prueba. A partir de los 3 años, el médico hará una prueba con un bastoncillo de algodón que frotará en la parte posterior de la garganta del niño. En solo 5 minutos, la prueba revelará si la causa es una bacteria y si, por tanto, es necesario darle antibióticos.

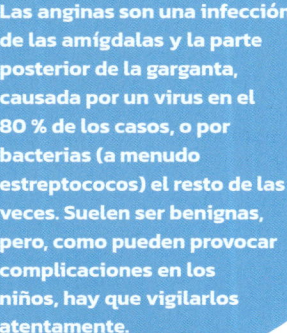

¿Es grave, doctor?

Las anginas son una infección de las amígdalas y la parte posterior de la garganta, causada por un virus en el 80 % de los casos, o por bacterias (a menudo estreptococos) el resto de las veces. Suelen ser benignas, pero, como pueden provocar complicaciones en los niños, hay que vigilarlos atentamente.

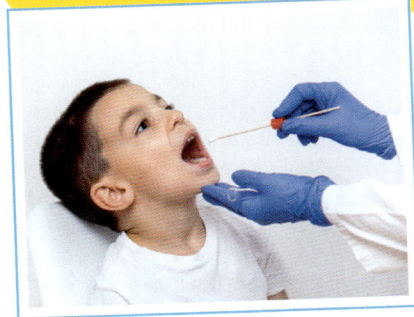

→ ¿Cómo se contrae?

Se adquiere a través del aire, por contagio de un paciente enfermo o una persona sana portadora del microbio. Se transmite al hablar, toser o estornudar.

→ ¿Cómo se trata?

- **Si son anginas víricas** (es decir, anginas antes de los 3 años, o después de los 3 años con test negativo), se tratan igual que todos los virus: puedes darle a tu hijo paracetamol para el dolor y la fiebre, ofrecerle líquidos y alimentos fríos para que le alivien, y vigilar que esté bien hidratado. Evita corticoides y antiinflamatorios, que aumentan el riesgo de complicaciones.
- **Si son anginas bacterianas** (es decir, anginas después de los 3 años con test positivo), se tratan con antibióticos (amoxicilina, si no hay escasez) durante 6 días y aislarse durante 2 días. Los antibióticos reducen la duración de los síntomas, evitan complicaciones y reducen el contagio.

Para tratar el dolor se pueden seguir las mismas pautas que con las anginas víricas.

→ ¿Debo ir a urgencias?

No tiene sentido acudir a urgencias por unas anginas leves. Sin embargo, vigila la evolución de tu hijo, porque podrían complicarse. Estas son las señales que deberían llevaros a urgencias:

- Incapacidad de mantenerse hidratado.
- Tortícolis acompañada de fiebre.
- Aumento del volumen del cuello.
- Deterioro acusado de su estado general.

Si ves que le ha salido una erupción cutánea, consúltalo con el médico, pues podría deberse a un estreptococo.

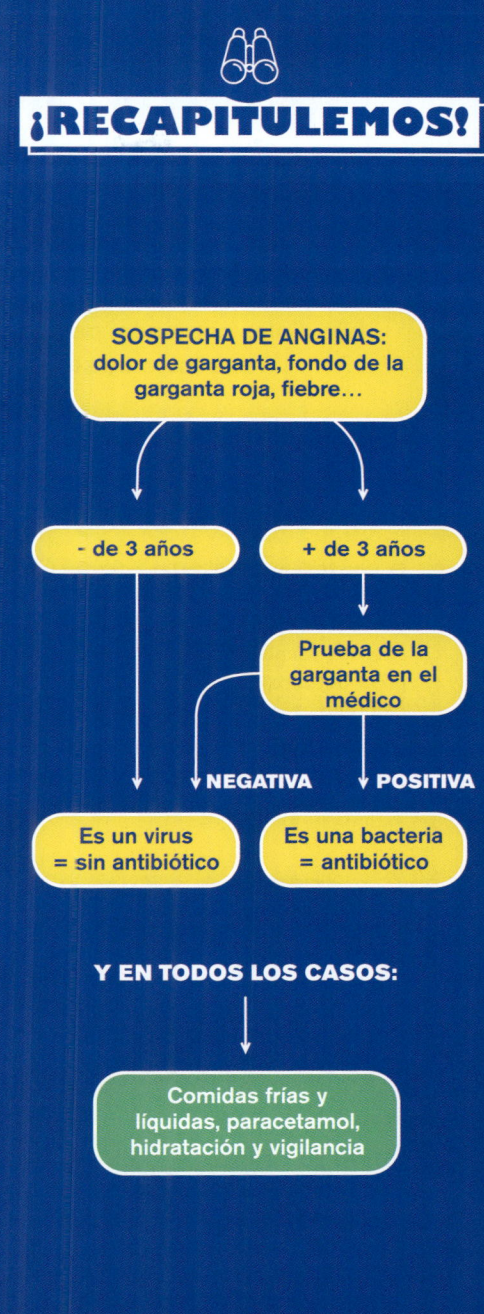

¡RECAPITULEMOS!

SOSPECHA DE ANGINAS: dolor de garganta, fondo de la garganta roja, fiebre…

- de 3 años | + de 3 años

Prueba de la garganta en el médico

NEGATIVA | POSITIVA

Es un virus = sin antibiótico | Es una bacteria = antibiótico

Y EN TODOS LOS CASOS:

Comidas frías y líquidas, paracetamol, hidratación y vigilancia

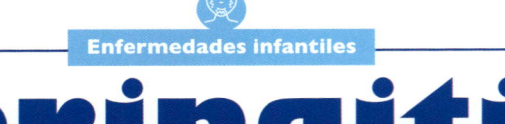

Laringitis

Estás durmiendo a pierna suelta cuando, de repente, te despierta un perro ladrando o una foca que se ha metido en la habitación de tu hijo. Sales corriendo, pero no, es el peque, sentado en la cama y con una tos muy seca. ¡Probablemente tenga laringitis!

→ ¿Qué es la laringitis?

Es una **inflamación de las cuerdas vocales**, que suele producirse durante un episodio vírico (con tos y moqueo). Esto hace que las cuerdas vocales se inflamen, dificultando el paso del aire. El sonido de la voz y la tos cambian.

LARINGE NORMAL

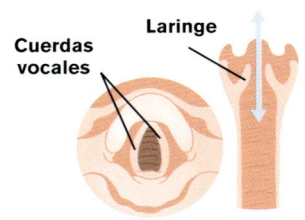

Cuerdas vocales

Laringe

LARINGITIS

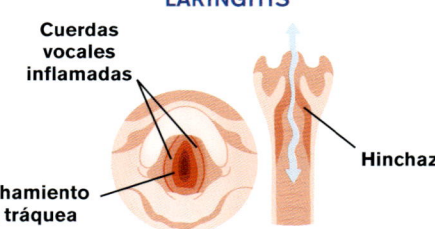

Cuerdas vocales inflamadas

Estrechamiento de la tráquea

Hinchazón

¿Es grave, doctor?

La laringitis es una enfermedad benigna. Sin embargo, si tu hijo muestra dificultad para respirar (ver la ficha «Dificultades respiratorias», pág. 44), ¡es una urgencia! Llama al 061.

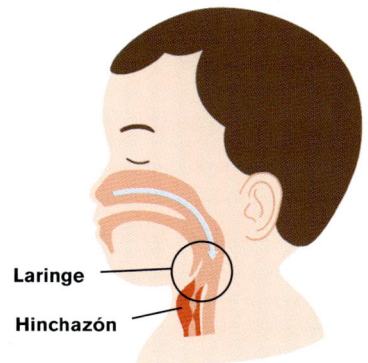

Laringe

Hinchazón

→ ¿Cómo reconocerla?

La tos aparece de repente, es muy seca (perruna, se parece mucho al ladrido de un perro), y a tu hijo le cuesta respirar, sobre todo al inspirar aire, y lo hace con ruido. También puede tener **la voz más rasposa de lo habitual y fiebre.**

→ ¿Qué hacer?

- Si a tu hijo le molesta la tos, consulta al médico.
- Si tu hijo tiene dificultades para respirar o tu médico no está disponible, acude a urgencias. Le recetarán corticoides o incluso aerosoles de adrenalina si la dificultad respiratoria es grave. Con este tratamiento, la tos seca y las dificultades respiratorias disminuirán rápidamente.

Si tu hijo es propenso a la laringitis y la padece todos los inviernos, guarda en casa algunos corticoides y, si cae enfermo, llama al 061 para que te confirmen el diagnóstico (el médico lo reconocerá fácilmente por teléfono) y te autorice a administrarle el medicamento.

¿Y mientras esperas el día de la consulta?

Si la laringitis aparece antes de los 6 meses de edad, se recomienda consultar a un otorrinolaringólogo. Mientras tanto, para calmar a tu hijo, puedes humedecer el aire. Por ejemplo, ponlo en el cuarto de baño junto al chorro de agua caliente del grifo. El vapor del agua caliente reducirá los síntomas.

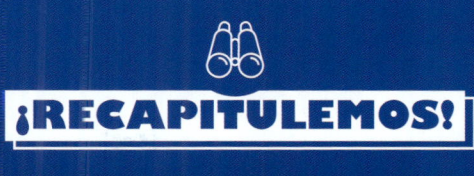

¡RECAPITULEMOS!

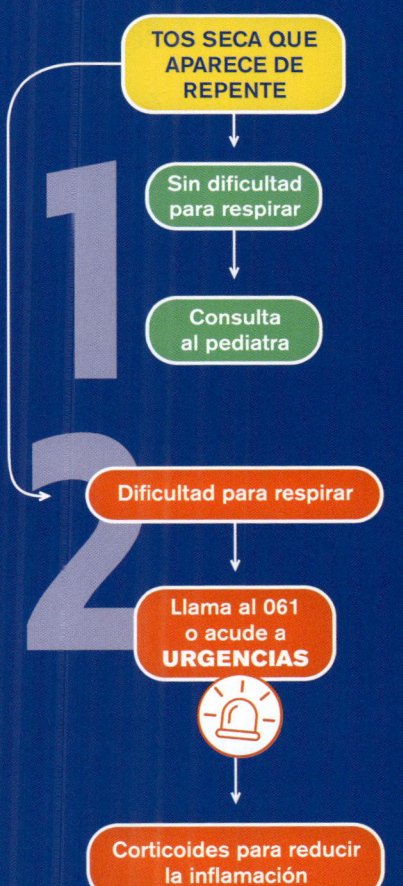

TOS SECA QUE APARECE DE REPENTE

Sin dificultad para respirar

Consulta al pediatra

Dificultad para respirar

Llama al 061 o acude a **URGENCIAS**

Corticoides para reducir la inflamación

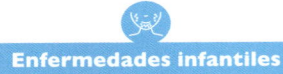
Conjuntivitis

Solemos pensar que un niño tiene conjuntivitis cuando le lagrimean los ojos. ¡Pero no es cierto! Te cuento más cosas para que lo veas más claro y detectes los signos de la verdadera conjuntivitis.

→ ¿Qué es una conjuntivitis?

La conjuntivitis es una inflamación de la conjuntiva del ojo, causada por virus, bacterias, alergias o irritación. Se manifiesta con enrojecimiento de uno o ambos ojos, asociado a picor, escozor y una secreción clara o purulenta. Si notas que el blanco del ojo de tu hijo (o de ambos ojos) se enrojece, consulta a tu médico, que te recetará antibióticos si lo ve necesario.

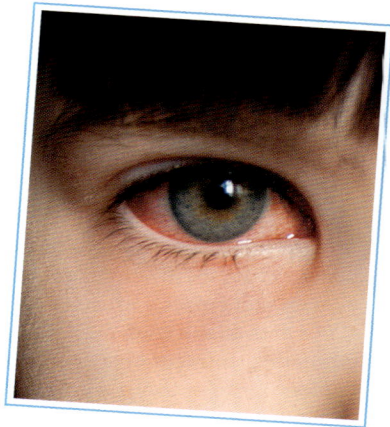

¿Es grave, doctor?

Ya se trate o no de una conjuntivitis, las secreciones de los ojos no suelen ser graves en los niños. La clave está en detectar si hay inflamación o no y observar el blanco de los ojos de tu hijo para tomar las medidas oportunas.

SÍNTOMAS DE LA CONJUNTIVITIS

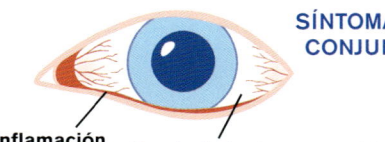

Inflamación del ojo

Enrojecimiento y secreción de la conjuntiva

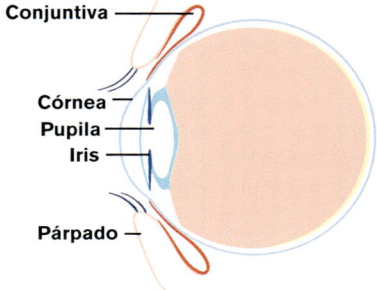

Conjuntiva

Córnea
Pupila
Iris

Párpado

ANATOMÍA DEL OJO

→ ¿Y si no es conjuntivitis?

Es normal que a los bebés les lloren los ojos y no tiene que estar causado por una conjuntivitis. Un rápido apunte de anatomía: las lágrimas que producen las glándulas lagrimales fluyen hacia el conducto nasolagrimal y salen por la nariz. En los bebés, este conducto es estrecho y a veces incluso una pequeña membrana provoca una obstrucción. En ese caso, **las secreciones se acumulan en el ojo** y lagrimea. Las secreciones también pueden secarse y formar pequeñas costras, o incluso hacer que los párpados se queden pegados, por ejemplo al despertarse. No te sorprendas si solo lagrimea un ojo. Puede que solo uno de los conductos esté obstruido.

→ ¿Cómo limpiarle los ojos?

Utiliza gasas o algodón y suero fisiológico para **limpiar regularmente las secreciones**. A continuación, con una gasa mojada en agua templada, masajea la esquina interior del ojo de arriba abajo y de abajo arriba, para ayudar a quitar la obstrucción. Repite varias veces al día.

¿Cuándo hay que consultar al médico?

Los motivos que deben llevarte a la consulta son:

- La parte blanca del ojo está enrojecida.
- Los ojos lagrimean de manera frecuente entre los 8-10 meses de edad. Tu médico te remitirá a un especialista, un oftalmólogo, que explorará a tu hijo y valorará si hay que operarle si la secreción persiste después de los 12 meses.

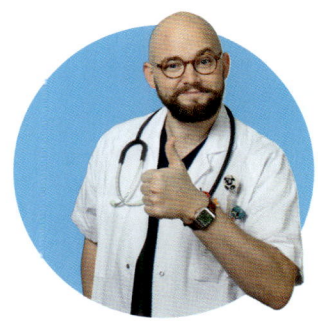

¡Acabarás siendo todo un profesional de los masajes del conducto lagrimal!

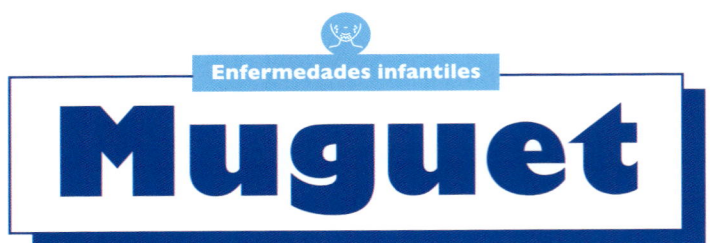

Muguet

¿Tu bebé come menos que de costumbre y, al mirarlo detenidamente, le descubres unas manchas blancas en la lengua y las encías? ¿Serán restos de leche… o un hongo? Menudo misterio… ¡te ayudo a resolverlo!

→ ¿Qué es el muguet?

El muguet o candidiasis oral es **una micosis**, es decir, una infección causada por un hongo llamado *Candida albicans*. Afecta sobre todo a los bebés, ya que aún no tienen las defensas suficientemente reforzadas contra este microbio.

→ ¿Cómo se reconoce?

Aparece en forma de unos **depósitos blancos en la boca** del bebé: en la lengua, las encías, el interior de las mejillas o el paladar. Estos depósitos pueden ser dolorosos y tu bebé puede experimentar malestar, llantos inusuales o disminución del apetito.

¿Es grave, doctor?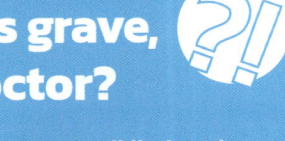

El muguet, o candidiasis oral, es una enfermedad benigna. La mayoría de los bebés son portadores de este hongo, pero no desarrollan ningún síntoma. Sin embargo, cuando se multiplica puede convertirse en una molestia. De todas formas, si tu hijo goza de buena salud, no hay ningún riesgo.

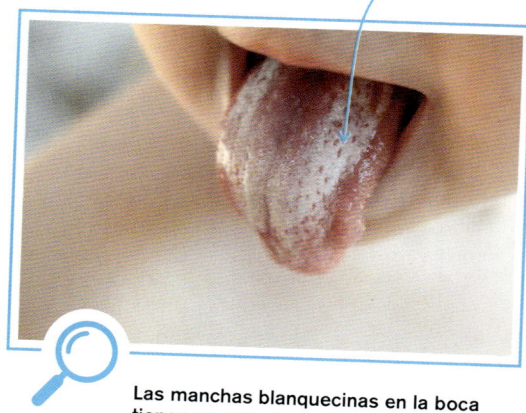

Las manchas blanquecinas en la boca tienen un aspecto lechoso

También debes **esterilizar las tetinas y otros objetos que tu bebé se lleve a la boca;** de lo contrario podría volver a contaminarse.

Si le das el pecho a tu bebé, comprueba que no tienes infecciones fúngicas en los pezones (dolor similar al ardor, sobreinfección local, picor, etc.). Si así fuera, tú también debes recibir tratamiento.

→ ¿Cómo evitar confundirlo con una simple mancha de leche?

Coge una gasa y envuélvetela en el dedo. A continuación, frota suavemente esa mancha blanquecina:

- ¿Se va fácilmente? Es una mancha de leche.
- ¿Se queda pegado en la boca? Probablemente sea candidiasis oral.

→ ¿Qué hacer para tratarla?

Si crees que es muguet, acude al pediatra. Si este confirma el diagnóstico, recetará a tu bebé un medicamento antifúngico para combatir el hongo. Este medicamento se administra en forma de gotas o de gel hasta que desaparezcan los depósitos blancos.

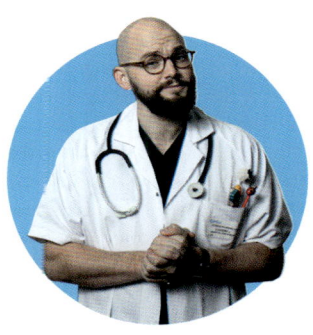

«Muguet» suena bastante poético para tratarse de un hongo... ¡Llamarlo «candidiasis» es más descriptivo!

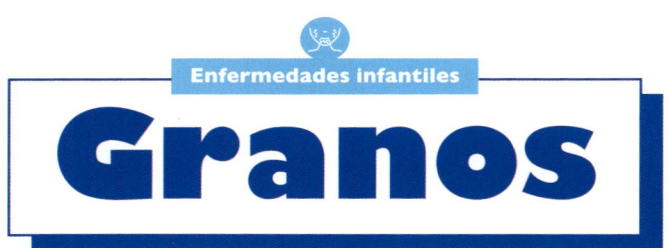

Granos

A tu hijo le han salido granos, ¡el pánico se apodera de toda la casa! Haz la prueba del vaso (ver pág. 137). ¿El resultado es negativo? Entonces ya no hay prisa: tienes tiempo de analizar la situación antes de consultar al médico. Te doy algunas pistas…

→ ¿Tu hijo tiene fiebre?

Si a tu hijo le ha salido una erupción cutá-nea junto con fiebre, puede que se trate de una erupción vírica. Sí, muchos virus pue-den provocar pequeñas erupciones benig-nas en el cuerpo, que se irán tal como han venido. Algunas de ellas son la **varicela** (ver pág. 80), la **roséola** (erupción que aparece cuando baja la fiebre) o el **eritema infec-cioso** (las mejillas se ponen de un rojo vivo, como si hubieran recibido una bofetada). En la mayoría de los casos, estos granos desa-parecen espontáneamente en pocos días y no es necesario ningún tratamiento.

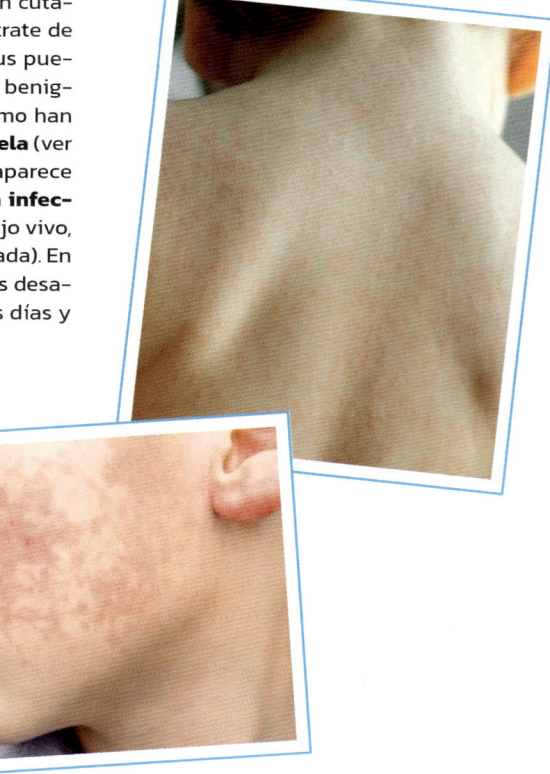

roséola

eritema infeccioso

Vigila su estado general

Si tu hijo no se encuentra bien, si no tolera bien la fiebre o si su estado general se deteriora, evidentemente es mejor consultar a un médico. Porque aunque los virus son muy a menudo los culpables, ciertas bacterias también pueden causar granos y en ese caso será necesario tomar un antibiótico. Algunos ejemplos son la **escarlatina** (erupción en las nalgas, bajo los brazos o en el pecho, a menudo acompañada de anginas) o el **impétigo** (granos con costras amarillentas, causados por estafilococos).

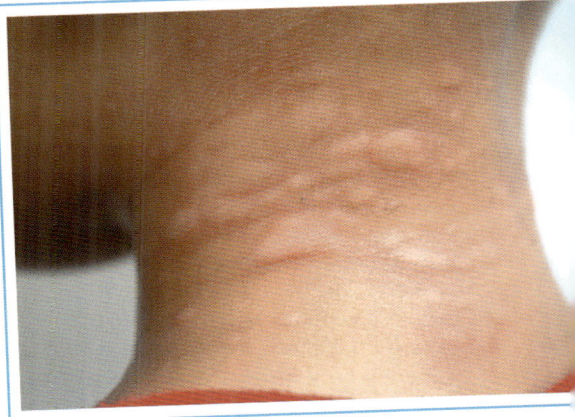

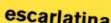

escarlatina

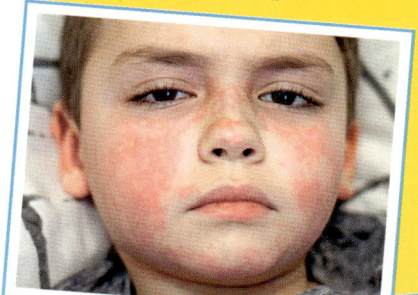

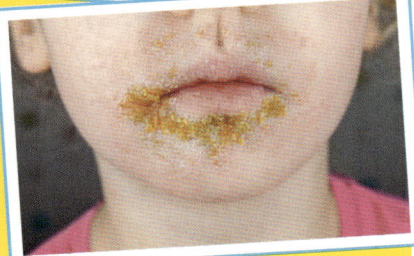

impétigo

→ ¿Y si fuera urticaria?

La urticaria es fácil de reconocer porque se forman placas rojas, elevadas y bien definidas; cambian de localización en el cuerpo y parecen picaduras de ortiga. Aunque impresionan, las urticarias no revisten gravedad en su inmensa mayoría (salvo en casos de anafilaxia ver la ficha «Alergia», pág. 88). La causa número 1 de urticaria en los niños no son las alergias, como se podría pensar, ¡sino los virus! Sí, si tu hijo tiene un poco de fiebre, moquea (en resumen, está un poco enfermo) y se le forman este tipo de habones, probablemente se trate de una urticaria vírica. ¡Que no cunda el pánico! Consulta a tu médico (sin urgencia) para confirmar el diagnóstico.

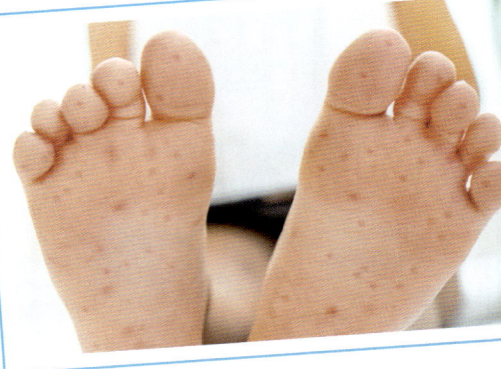

→ ¿Aún existe la sarna?

La sarna es una infección provocada por un pequeño parásito, que no se ve a simple vista pero que seguramente acabe afectando a la piel de toda la familia. Puede detectarse por las lesiones que el parásito causa en la piel —en el dorso de las manos, entre los dedos, en las muñecas y en el bajo vientre— y que pican muchísimo, sobre todo por la tarde y noche. Si fuera la sarna, habrá que tratar a toda la familia del enfermo y a sus contactos estrechos, además de desinfectar el entorno (ropa de cama, toallas, coche, etc.).

→ ¿Qué es la enfermedad de boca-mano-pie?

¿Tu hijo tiene ampollas en las manos, las plantas de los pies, los dedos de los pies, las nalgas y la boca? Podría ser la enfermedad de boca-mano-pie, un virus *Coxsackie* muy frecuente en pediatría. Es completamente benigna, pero puede dar molestias a la hora de comer y también fiebre. Échale paciencia, porque no hay tratamiento: solo el tiempo.

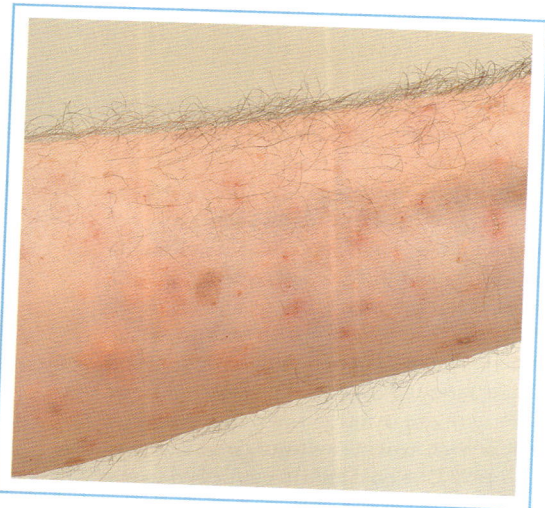

Placas rojas

Si tu hijo presenta unas placas rojas y secas que le pican en la cara o en los pliegues del cuerpo (codos, detrás de las rodillas, etc.), podría tratarse de un eccema. Consulta la pág. 78 para saber más.

→ ¿Y los moluscos?

Los moluscos son unos granos redondeados que pueden aparecer en cualquier parte del cuerpo y que se extienden poco a poco: al ir rascándolos, se propaga el virus. Es una infección totalmente benigna que puede durar varios meses ¡e incluso años! A menudo los moluscos desaparecerán solos, pero hay que tener paciencia. Si es motivo de preocupación estética, duele o pica excesivamente, no hay que dudar en consultar a un dermatólogo, que podrá tratarlos.

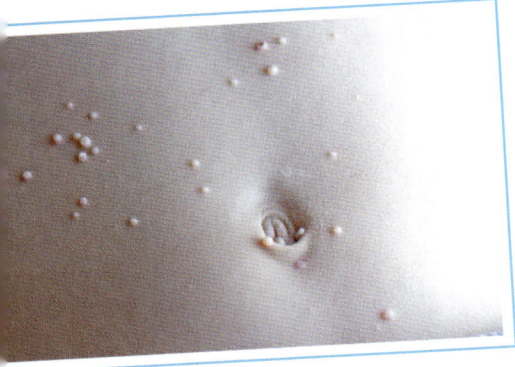

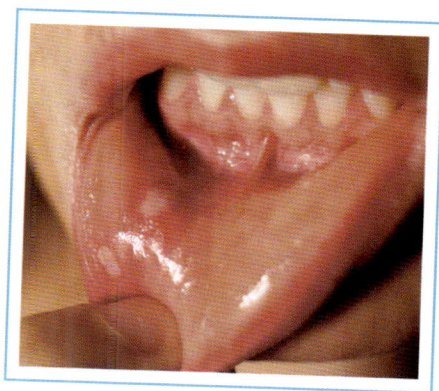

→ ¿Cómo se reconoce el herpes?

La infección por el virus del herpes es muy frecuente en pediatría. ¡Y es que casi todos los adultos somos portadores de ese virus! Para algunas personas, esto se traduce en la aparición reiterada de herpes labiales, una de las formas que tiene el virus de reactivarse; otras no presentan ningún síntoma en particular. Sin embargo, la primera vez que un niño contrae este virus (a menudo antes de los 5 años) puede desarrollar lo que se conoce como **gingivoestomatitis herpética.**

¿Y qué significa? Se trata de granos en forma de pequeñas úlceras alrededor de la boca, pero también dentro de ella, que afectan a las encías, la lengua y el paladar. Estos granos son muy dolorosos y pueden impedir que el niño coma. Si lo consultas pronto (antes de 72 horas), el médico recetará un tratamiento para reducir la duración y la intensidad de los síntomas. Si no, por desgracia, tendrás que armarte de paciencia e intentar mantener a tu hijo hidratado y reducir el dolor con medicación. Pero que no cunda el pánico: de todos modos la erupción pasará en unos días.

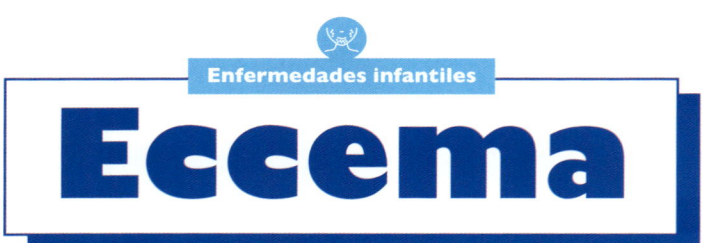

Eccema

Tu hijo tiene la piel roja y seca, y se rasca con frecuencia.
¿Ves que aparecen y a veces desaparecen unas placas rojas en
los pliegues de los codos y rodillas o en el dorso de las manos?
¿Y si tiene un eccema?

→ ¿Qué es el eccema?

El eccema se debe a **una fragilidad de la barrera cutánea.** Esta fragilidad hace que la piel deje pasar más fácilmente pequeñas moléculas cotidianas (polen, polvo, etc.) que el organismo considera enemigas. En respuesta a estas moléculas, el organismo activa sus defensas inmunitarias, lo que provoca una inflamación. Es esta inflamación la que provoca los síntomas del eccema.

→ ¿Cómo reconocerlo?

La piel está enrojecida, seca, puede desescamarse y a veces incluso supurar. El eccema aparece sobre todo en la frente, las mejillas, la barbilla, detrás de las orejas y en brazos y piernas. Los pliegues de los codos y las rodillas se ven especialmente afectados en los niños mayores. La piel del dorso de las manos suele estar engrosada y muy seca. ¡Además, los niños se rascan mucho!

¿Es grave, doctor?

El eccema es una enfermedad benigna, pero puede afectar a la calidad de vida del niño que la sufre. Por tanto, es importante reconocer los signos para reaccionar y no dejar que se extienda. Y, sobre todo, ¡recuerda hidratar la piel de tu hijo!

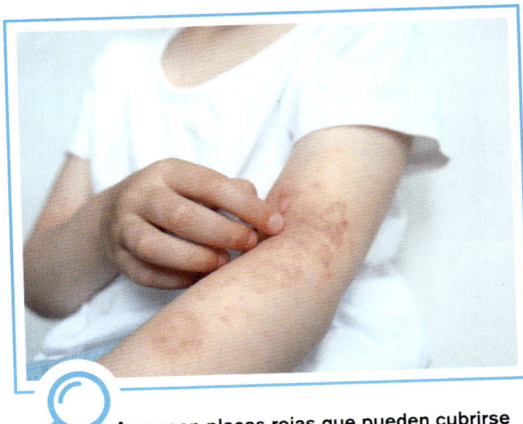

Aparecen placas rojas que pueden cubrirse de pequeñas ampollas. Luego supuran y acaban formando costras.

→ ¿A quién debo consultar?

Si la piel de tu hijo está seca puedes empezar hidratándola. Si tiene brotes rojos y muy secos, háblalo con su médico, que te recetará dermocorticoides. Si, a pesar de los dermocorticoides, el eccema es muy frecuente o resistente, **consulta a un dermatólogo.** Si no consigues eliminarlo o parece infectarse (aparecen costras amarillentas), acude a urgencias.

Aunque se trate de una afección crónica, el eccema suele mejorar con la edad. ¡Ánimo!

→ ¿Y cómo se trata?

Lo primero que hay que hacer para combatir el eccema es reforzar la barrera cutánea. **Recuerda hidratar la piel de tu hijo** varias veces al día con bálsamos emolientes, que encontrarás fácilmente en parafarmacias. Esto reducirá la entrada de moléculas en el organismo a través de la piel y, por tanto, la aparición de reacciones inflamatorias.

Lo segundo que hay que hacer es reaccionar rápido ante los brotes de eccema. **Aplícale directamente una pomada con corticoides** durante varios días en las zonas muy enrojecidas hasta que mejore el estado de la piel. Para aplicar la cantidad adecuada de dermocorticoides, utiliza una falange como unidad (la crema que pongas a lo largo de la falange debe cubrir la superficie de 2 palmas de la mano). Así te aseguras de no aplicar ni demasiado ni demasiado poco. Aplica la pomada durante 1 a 3 semanas, hasta que desaparezca el brote.

¿Cómo evitarlo en la medida de lo posible?

Hay que evitar en primer lugar los factores irritantes: ropa de lana o sintética (mejor el algodón), suavizantes y cantidades excesivas de detergente. No utilices jabones perfumados ni baños de espuma y opta por aceites limpiadores, jabón en pastilla o syndet (un jabón sintético). Las duchas rápidas con agua templada son preferibles a los baños largos y calientes. Espacia los días entre baños o duchas.

→ ¿Puede sufrir eccema cualquier persona?

Sí, el eccema afecta a uno de cada cuatro niños menores de 5 años. Sin embargo, existe un componente genético. En la mayoría de los casos, hay antecedentes «atópicos» en la familia, es decir, padres o hermanos y hermanas con antecedentes de eccema, asma o bronquiolitis.

¡Hidratar la piel es la mejor solución para calmar a tu hijo!

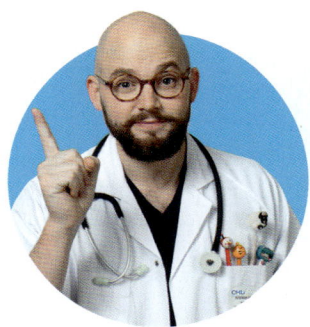

Varicela

Te levantas tranquilamente una mañana, aún no te has tomado ni el café y no estás despierto del todo. Y entonces ocurre el desastre: te cruzas con tu hijo, a quien de la noche a la mañana le han salido montones de granos, de los pies a la cabeza, boca incluida. ¿Será varicela?

→ ¿Qué es la varicela?

La varicela es una infección causada por un virus: **el VVZ** (el virus de la varicela-zóster; fácil, ¿no?). Suele contraerse en la infancia, a veces en la adolescencia y más raramente en la edad adulta. Como la mayoría de los virus, se transmite por contacto directo con la piel de alguien que tiene varicela, o por las gotitas de saliva que se expulsan al hablar o toser. Entre el contacto con el virus y la aparición de los síntomas ¡transcurren 15 días!

→ ¿Cómo reconocerla?

Como cualquier virus, puede dar unos 38-39 °C de **fiebre**. Pueden aparecer unos **granos** por el cuerpo, como gotas de agua sobre la piel. Tu hijo puede tenerlos por todas partes: en la cara, los brazos, las piernas, el pecho, la espalda, el cuero cabelludo, aunque a menudo no salen en las plantas de los pies ni en las palmas de las manos. No te preocupes si tiene granos en la boca o en los genitales, ¡es frecuente!

→ Millones de granos

Como los brotes son sucesivos, tu hijo tendrá **varios tipos diferentes de granos.** Si salen en la boca y tiene fiebre, tu hijo estará más cansado y puede que no coma bien. Procura que beba con regularidad para que esté bien hidratado. Y, como no hay dos niños iguales, algunos pasarán una varicela muy discreta con una decena de granos y a otros les saldrán a cientos. ¡Qué injusta es la vida!

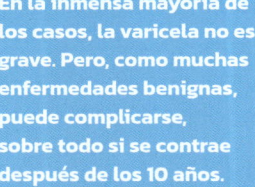

¿Es grave, doctor?

En la inmensa mayoría de los casos, la varicela no es grave. Pero, como muchas enfermedades benignas, puede complicarse, sobre todo si se contrae después de los 10 años.

→ ¿Puede haber complicaciones?

Sí, por eso es importante tener cuidado con la sobreinfección de la piel, la aparición de dificultades respiratorias y problemas neurológicos como las anomalías al andar o moverse. Cuidado con las personas vulnerables que nunca han pasado la varicela, como los inmunodeprimidos, las embarazadas y los niños menores de un año.

jecidas e hinchadas, o secreción de pus). Tu médico puede aconsejarte que **desinfectes las lesiones con costras,** que le cortes las uñas a tu hijo y que le limpies bien las manos. El paracetamol para la fiebre es bienvenido, y a veces los antihistamínicos pueden ayudar en caso de picor intenso.

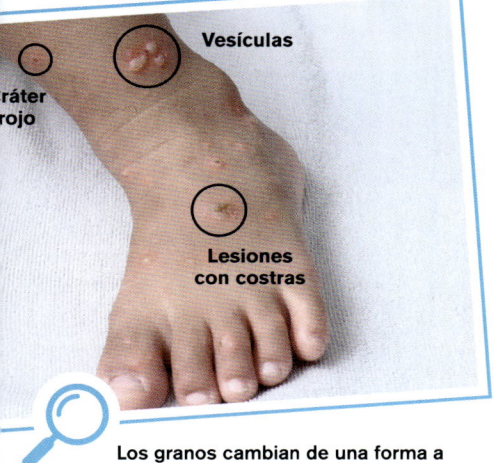

Vesículas

cráter rojo

Lesiones con costras

Los granos cambian de una forma a otra. Al principio son una ampolla, luego se rompen, se convierten en un pequeño cráter rojo y después forman costras.

→ ¿Cómo se trata?

La varicela no requiere ningún tratamiento específico, y **se cura en unos diez días.** Lo único que hay que controlar es que no se sobreinfecten los granos (zonas muy enro-

¡Nada de aspirinas!

¡Cuidado, no le des ni aspirinas ni antiinflamatorios! En general, no debe administrarse aspirina a los niños o adolescentes con varicela por el riesgo de que desarrollen una complicación grave conocida como **«síndrome de Reye»**. Se trata de una enfermedad hepática poco frecuente pero que podría ser mortal, que puede aparecer en algunos niños y adolescentes que toman aspirina cuando tienen una infección vírica.

Los síntomas del síndrome de Reye son los siguientes: vómitos persistentes, cambios de comportamiento, confusión, letargo (somnolencia excesiva), problemas de coordinación y convulsiones. Esta infección puede provocar un rápido deterioro de la salud del niño y requiere atención médica inmediata.

→ ¿Puede ir mi hijo al colegio con varicela?

No es obligatorio aislar a los niños con varicela. No está prohibido que envíes a tu hijo al colegio con varicela, ya que a esta edad la varicela no es peligrosa y es mejor pasarla pronto. Exponer a otros niños a la varicela no es peligroso. Sin embargo, con la fiebre y el malestar, sí es **aconsejable que tu hijo se quede tranquilo en casa los primeros días.** Ten en cuenta que es contagiosa hasta que todos los granos hayan formado costra.

→ ¿Puede mi hijo pasar la varicela dos veces?

Aunque sea poco frecuente, ¡sí! **La varicela puede aparecer una segunda vez** en forma de erupción cutánea poco intensa, pero también, más frecuentemente, en forma de herpes zóster (una franja de granos en el cuerpo). Puedes contraerla de adulto por segunda vez si la primera vez no fue muy grave. La varicela del adulto es más peligrosa porque hay más riesgo de complicaciones.

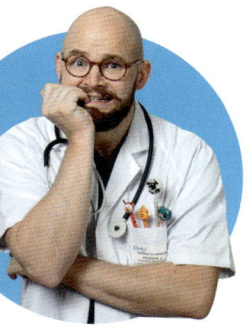

¡Te prometo que tu hijo pronto volverá a tener un aspecto normal!

¡RECAPITULEMOS!

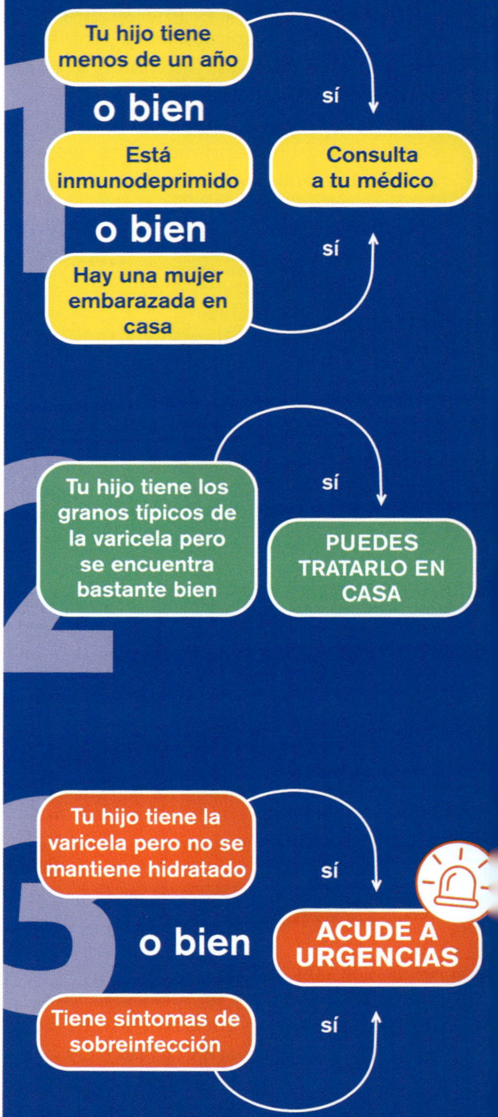

Tu hijo tiene menos de un año

o bien

Está inmunodeprimido

o bien

Hay una mujer embarazada en casa

sí → **Consulta a tu médico**

sí

Tu hijo tiene los granos típicos de la varicela pero se encuentra bastante bien

sí → **PUEDES TRATARLO EN CASA**

Tu hijo tiene la varicela pero no se mantiene hidratado

o bien

Tiene síntomas de sobreinfección

sí → **ACUDE A URGENCIAS**

sí

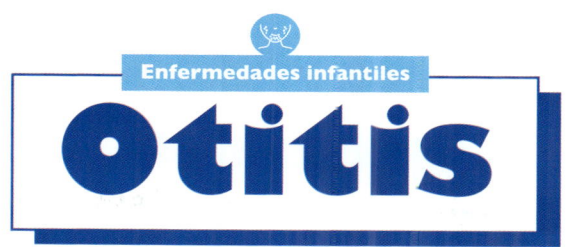

Otitis

Tu hijo se despierta llorando, se toca una oreja y dice: «Pupa aquí». Oh, no, justo lo que te temías: ¡una otitis! Te cuento cómo calmar a tu pequeño y ayudarle a pasar esta infección que tanto duele…

→ ¿Qué es una otitis?

La más conocida es la **otitis media aguda (OMA)** —sí, esa que duele tanto y te despierta en mitad de la noche—, y es una infección de un líquido que hay detrás del tímpano. Básicamente, tu hijo tiene mocos, las secreciones suben por la trompa de Eustaquio (que conecta la nariz con el oído), se acumulan detrás del tímpano y se infectan.

¿Es grave, doctor?

La otitis es una patología benigna que en la mayoría de los casos puede tratarse sin antibióticos. Pero no bajes la guardia, porque puede resultar muy dolorosa para tu hijo e incluso derivar en complicaciones más graves, que descubrirás en esta ficha.

Oído externo

Hueso

Oído medio

Cóclea

Tímpano abombado hacia afuera

Pus

OTITIS MEDIA AGUDA

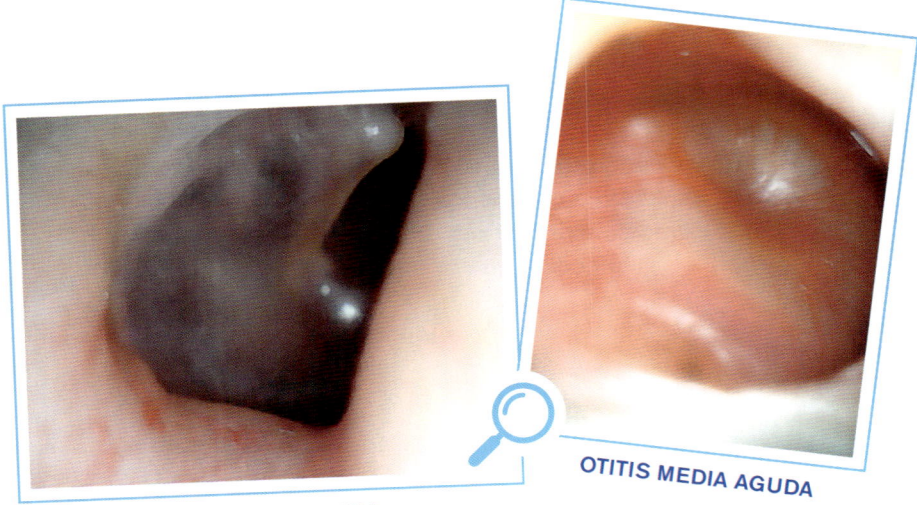

TÍMPANO NORMAL

OTITIS MEDIA AGUDA

→ ¿Cuáles son los síntomas?

La OMA causa dolor y a menudo fiebre. Puede que tu hijo tosa y tenga mocos, prueba de la infección actual. Si el dolor de oído no se pasa con paracetamol, hay que ir al médico para una otoscopia (pues no se aprecia a simple vista). Normalmente el tímpano es gris y transparente, y deja ver el relieve de los huesecillos. En caso de otitis, está enrojecido e hinchado, los relieves desaparecen y se puede ver pus detrás del tímpano.

→ ¿Cuál es el tratamiento?

- **Si tiene menos de 2 años,** una OMA se suele tratar con antibióticos (amoxicilina como tratamiento de primera línea) durante 10 días.

- **Si tiene más de 2 años,** la mayoría de las otitis pueden curarse solas, sin antibióticos. Estos se reservan para los siguientes síntomas: dolor intenso, fiebre alta o si los síntomas persisten al cabo de 48–72 horas.

Una otitis duele, así que no dudes en darle a tu hijo paracetamol para que se sienta más cómodo. También debes lavarle la nariz regularmente. ¡Y evita los antiinflamatorios y corticoides sin consejo médico!

→ Si no se trata de una OMA, ¿qué es?

Existe la otitis externa, que es una infección del conducto auditivo externo. Está causada por una maceración y suele aparecer en verano, después de bañarse. El dolor aparece en cuanto se toca el oído y puede haber secreción. En este caso, el médico recetará gotas antisépticas o antibióticas que hay que aplicar directamente en el oído.

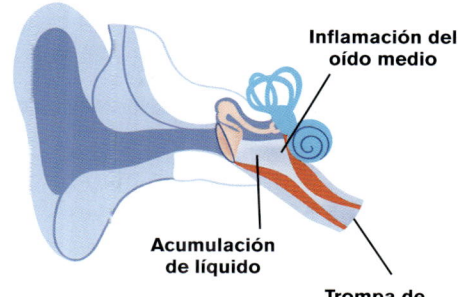

OTITIS SEROSA

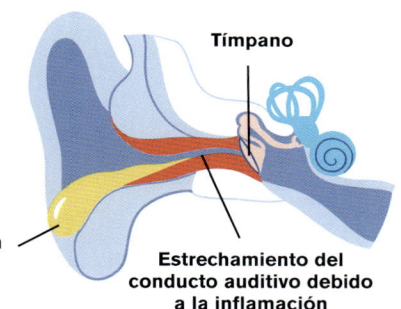

OTITIS EXTERNA

La última, probablemente la menos conocida pero la más frecuente, es la **otitis serosa**: se trata de la presencia de líquido detrás del tímpano pero sin infección. Tu hijo puede experimentar pérdida de audición, dolor o sensación de oído taponado. Se trata de secreciones de la nariz que se acumulan en la trompa de Eustaquio y, por tanto, en la cavidad que hay detrás del tímpano. Los huesecillos están bañados en un líquido, y eso impide que los sonidos pasen correctamente.

En la mayoría de los casos esta otitis se cura sola, pero también puede complicarse, dando lugar a otitis recurrentes o a una pérdida de audición persistente. En este caso, hay que consultar a un otorrinolaringólogo, ¡que tal vez decida utilizar el famoso yoyó!

→ ¿Cuáles son las complicaciones?

La otitis es una enfermedad benigna, pero, como siempre, ¡hay que estar atento a las complicaciones! Si el pabellón auricular se desplaza (es decir, la oreja se despega de repente) hay que estar atento, al igual que al enrojecimiento de la oreja o de la zona que la rodea. Una fiebre mal tolerada debe alertarte, al igual que un deterioro marcado del estado general.

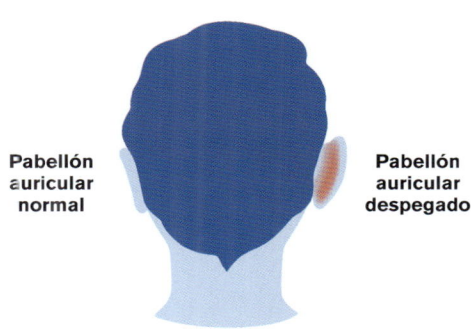

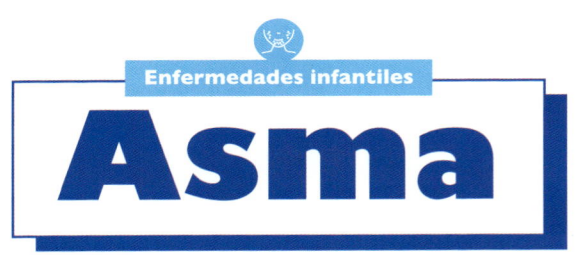

Asma

Desde hace unos días, oyes a tu hijo silbar cuando respira y se cansa con los esfuerzos. A veces, por la noche, cuando vas a comprobar si duerme bien, le notas un hundimiento de las costillas.
Te ayudaré a entender todos estos síntomas.

→ ¿Qué es el asma?

El asma es una enfermedad en la que se produce un **estrechamiento de los bronquios** (los conductos que llevan el aire a los pulmones). Esto dificulta el paso del aire y produce ruido, de ahí las sibilancias. Además, los bronquios se llenan de secreciones, que hacen toser a tu hijo.

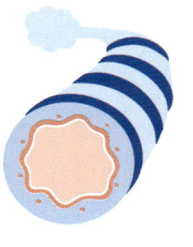
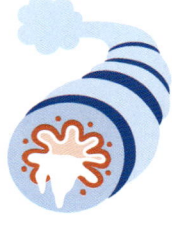

BRONQUIO NORMAL

BRONQUIO ASMÁTICO

¿Es grave, doctor?

Sí, si el asma no se controla adecuadamente puede ser muy grave. Las dificultades respiratorias en los niños no deben tomarse a la ligera. Pero el asma afecta a un gran número de niños y, afortunadamente, ¡no todos acaban en cuidados intensivos!

→ ¿Cómo se reconoce?

Lo más fácil de reconocer es un **ataque de asma**. Suele comenzar con una tos seca (o a veces con flemas), seguida de una verdadera dificultad para respirar, con tiraje intercostal (ver la ficha «Dificultades respiratorias», pág. 44). A veces, el asma no se presenta en forma de crisis importantes con dificultad respiratoria. Los síntomas pueden ser menos evidentes, con **tos nocturna o tos de esfuerzo** sin dificultad respiratoria, por ejemplo.

→ ¿Qué la desencadena?

Hay muchas causas, pero podemos mencionar los virus (ya sabes, un resfriado de nada que se convierte en una crisis asmática), las alergias (ácaros, polvo, moho, etc.), el tabaco, los esfuerzos, la contaminación...

Si tu hijo tiene asma, es importante **conocer los factores desencadenantes** para evitarlos en la medida de lo posible. Para ello, fíjate en las situaciones en las que se producen las crisis: lugares polvorientos, jugar en el jardín después de haber cortado el césped, cuando ha contraído un virus y se le tapona la nariz, etc.

→ ¿Cómo se trata?

Si hay síntomas de asma, el pediatra le recetará **Ventolin**® (hay otros, pero para simplificar utilizaré palabras que todo el mundo conoce), que ayuda a dilatar los bronquios. Es el tratamiento de urgencia.

¿A quién afecta?

Cualquiera puede verse afectado, pero las familias con personas que padecen asma, alergias o eccema corren un riesgo mucho mayor. Esto se conoce como **«antecedentes atópicos»**. A partir de un año, hablamos de «asma infantil», pero también se puede hablar de ella antes, a partir de la tercera bronquiolitis, o de la segunda si hay antecedentes atópicos.

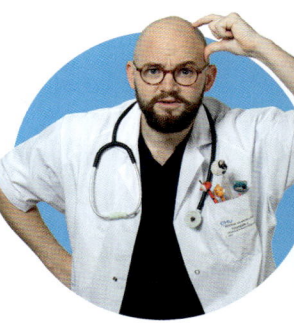

No, tu hijo no se ha tragado un pito. ¡Probablemente tenga asma!

El Ventolin® se toma con ayuda de una cámara de inhalación (nunca sin ella en niños, ya que existe el riesgo de que lo inhalen mal) y con una mascarilla facial adaptada hasta los 5 años aproximadamente. Agita el aerosol y administra 1 pulsación, seguida de cinco a diez respiraciones lentas y profundas. **Repite las inhalaciones para aliviar a tu hijo hasta que respire mejor.** Tu médico te aconsejará el número de inhalaciones en función del peso y la edad de tu hijo. También le recetará corticoides para reducir la secreción de los bronquios. Tal vez le recete además otro aerosol, un tratamiento básico que actúa como un escudo para fortalecer los bronquios. Debe tomarse todos los días durante varios meses, aunque el niño no esté enfermo.

→ A tu hijo le han diagnosticado asma

Tu médico debe proporcionarte un **plan de acción individualizado,** es decir, la forma de reaccionar en caso de ataque. Gracias a este plan, el personal de la guardería o del colegio sabrá cómo reaccionar, para que no se sientan impotentes en caso de que a tu hijo le dé una crisis asmática.

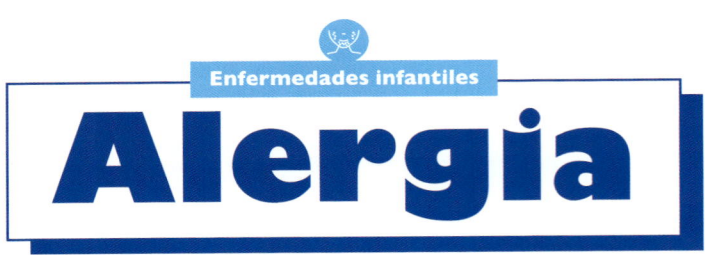

Alergia

Tu hijo acaba de comer algo que no había probado nunca, o le acaba de picar una avispa en el borde de la piscina, y entonces… ¡desastre! Empieza a ponerse rojo de los pies a la cabeza, le pica horrores y, lo que es peor, empieza a mostrar problemas para respirar. ¡Probablemente esté teniendo una anafilaxia!

→ ¿Existen diferentes tipos de alergia?

Sí, y no todas son graves. Tu hijo puede tener una simple erupción, con picores y a veces secreción nasal y ocular. Háblalo con el médico, que probablemente le recete antihistamínicos (medicamentos para la alergia). Lo que debe llamarte la atención es la acumulación de síntomas, que apuntará a la forma más grave de alergia: la anafilaxia.

→ ¿Qué es la anafilaxia?

Es la aparición súbita, tras la exposición a un alimento o la picadura de un insecto, de síntomas que afectan a varios órganos (al menos dos de los siguientes):

- **Piel o mucosas:** hinchazón de labios o lengua, enrojecimiento o picor de la piel, aparición de granos.
- **Pulmones:** dificultad para respirar, crisis de asma, tos o sibilancias.
- **Intestinos:** dolor abdominal, vómitos, diarrea.
- **Cerebro:** mareo o desmayo.

Estos síntomas pueden aparecer entre unos minutos y 4 horas después de exponerse al alérgeno. El alérgeno es una sustancia que puede provocar una alergia: alimentos, veneno de insectos, medicamentos, etc.

¿Es grave, doctor? ?!

¡Todo depende del grado! La mayoría de las alergias solo conllevan una simple erupción cutánea de la que no hay que preocuparse, pero si tu hijo presenta varios síntomas diferentes, debes reaccionar con rapidez: ¡llama al 061!

→ ¿Qué hacer en caso de anafilaxia?

La prioridad es alejar el alérgeno:

- **Si la causa es un alimento,** enjuágale la boca, lávale las manos, no le hagas vomitar.
- **En caso de veneno de insecto,** retira el aguijón lo antes posible y aleja a tu hijo de los insectos.
- **En caso de ingestión de medicamentos,** detén las tomas.

A continuación, llama inmediatamente al 061, sienta a tu hijo (si tiene dificultad para respirar, es importante que no esté acostado) y vigílalo.

Si tu hijo ya tenía alergias conocidas y tienes una pluma de adrenalina (si se la han recetado, tu hijo debe llevar el estuche consigo siempre):

- En cuanto se vean afectados dos órganos, ponle la inyección lo antes posible en la parte externa del muslo, dejando la pluma firme contra el muslo durante 10 segundos.
- Según lo que te aconsejen en el 061, la inyección puede repetirse al cabo de 5 minutos.

Si le notas dificultades para respirar y tienes Ventolin®, puedes darle inhalaciones hasta que mejore. Si tu hijo solo tiene un órgano afectado y tienes Aerius® o Solupred®, puedes darle una dosis adaptada a su peso, según lo que te aconsejen en el 061.

Evidentemente, hasta que puedas consultarlo con un alergólogo, es aconsejable evitar por completo el alérgeno sospechoso.

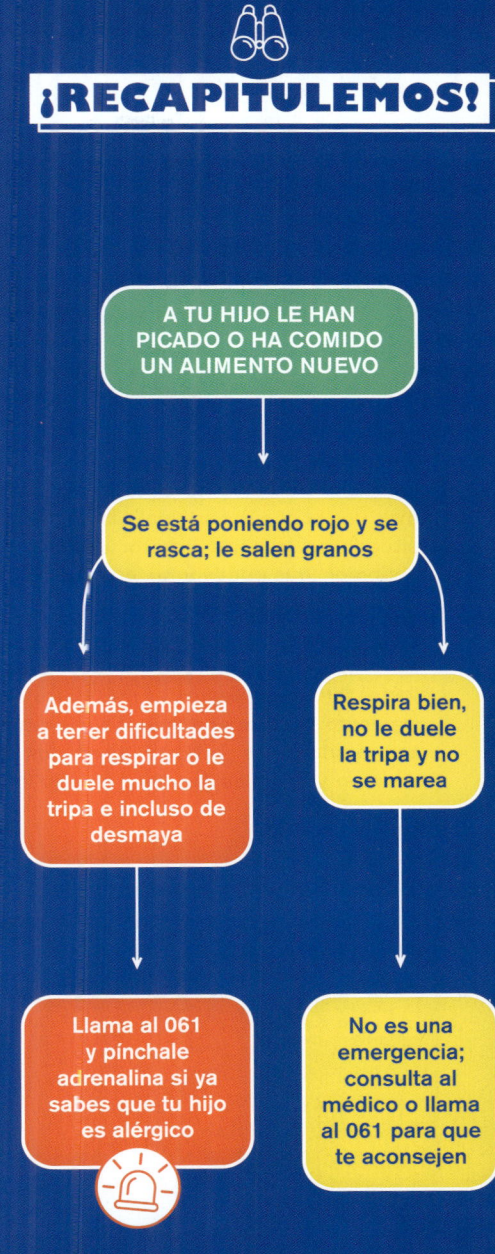

¡RECAPITULEMOS!

A TU HIJO LE HAN PICADO O HA COMIDO UN ALIMENTO NUEVO

Se está poniendo rojo y se rasca; le salen granos

Además, empieza a tener dificultades para respirar o le duele mucho la tripa e incluso de desmaya

Respira bien, no le duele la tripa y no se marea

Llama al 061 y pínchale adrenalina si ya sabes que tu hijo es alérgico

No es una emergencia; consulta al médico o llama al 061 para que te aconsejen

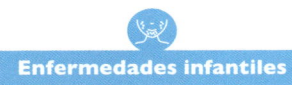
Apendicitis

A tu hijo le duele la barriga; abajo a la derecha…
¿Y si fuera apendicitis? Y sí, es la inflamación del apéndice, y no de
«la pendi». Te aseguro que en consulta oímos de todo…

→ ¿Cómo reconocerla?

La apendicitis es una infección del apéndice, una pequeña parte del tubo digestivo, situado en la parte inferior derecha del abdomen, que puede infectarse cuando se alojan bacterias en él.

Es una patología que no siempre es fácil de diagnosticar, ya que puede adoptar varias formas diferentes. La más típica es la siguiente: el **dolor abdominal** suele empezar rápidamente, primero alrededor del ombligo y luego se desplaza al lado infe-

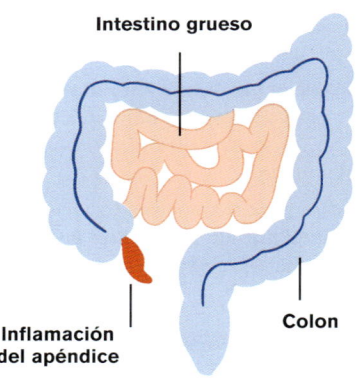

Intestino grueso

Inflamación
del apéndice

Colon

¿Es grave, doctor?

La apendicitis puede ser muy dolorosa. Si se trata adecuadamente, hay pocos riesgos de sufrir complicaciones. Sin embargo, si no se trata, puede agravarse.

rior derecho del abdomen. El niño puede tener **náuseas y vómitos**, a menudo con **fiebre baja** (38–38,5 °C, pocas veces es más alta). Durante la palpación, el médico percibe defensa abdominal: **el abdomen se contrae involuntariamente**. El niño puede tener **dificultades para caminar**. Para que no le duela tanto, camina encorvado; tampoco puede saltar a la pata coja sobre el lado derecho, etc.

Cuidado, porque puede que no se presenten todos los síntomas, y el aparente buen estado de los niños más pequeños puede ser engañoso. Se descubre en una fase posterior con complicaciones (dolor más generalizado, fiebre alta, diarrea…).

El pico de mayor incidencia se sitúa entre los 5 y los 15 años, ¡pero también es posible no sufrir apendicitis nunca!

→ ¿Qué pruebas se hacen en el hospital?

Dependiendo de los síntomas, el médico puede decidir tomar **una muestra de sangre** para detectar cualquier infección, o solicitar **una ecografía** para ver el tamaño del famoso apéndice.

→ ¿Cuál es el tratamiento?

Si las pruebas complementarias y los síntomas son compatibles con una apendicitis, **operarán a tu hijo** para extirparle el apéndice.

Y si no es eso, ¿qué es?

En los niños pueden darse dolores abdominales con muchas otras patologías: gastroenteritis, infecciones pulmonares, anginas, el descubrimiento de una diabetes... Por tanto, si las pruebas son tranquilizadoras y no apuntan a una apendicitis, eso no significa que a tu hijo no le duela la barriga, ¡sino que la causa no es esa! Ver la ficha «Dolor de barriga», pág. 50.

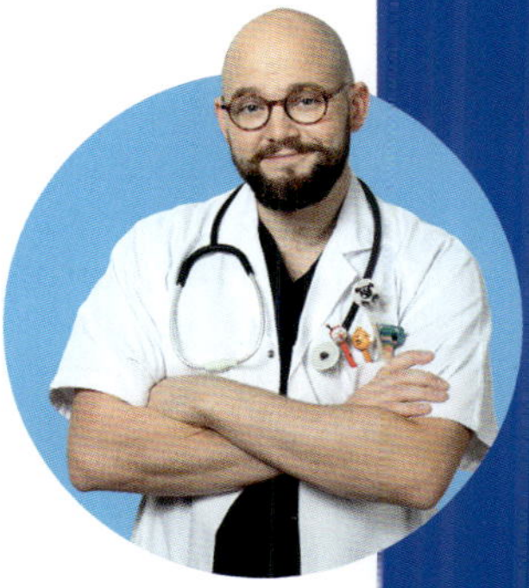

¡Conviértete en todo un experto en apendicitis!

¡RECAPITULEMOS!

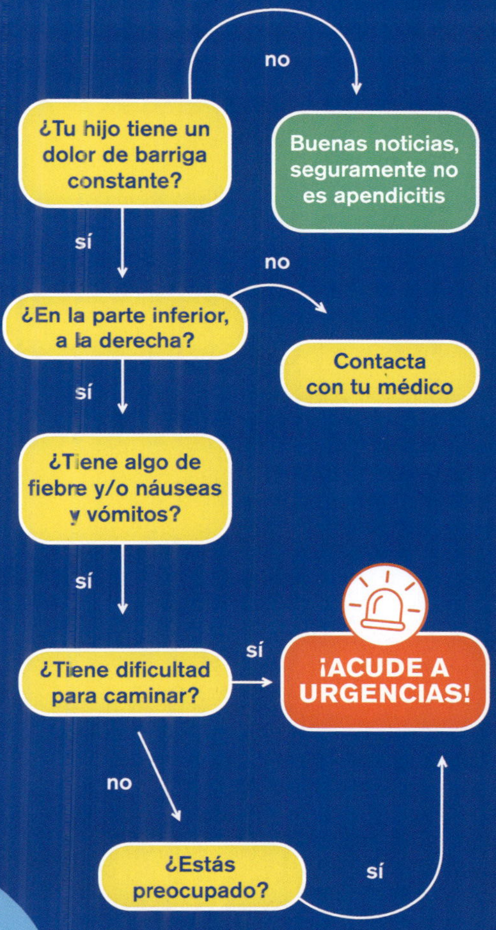

¿Tu hijo tiene un dolor de barriga constante?

— no → Buenas noticias, seguramente no es apendicitis

— sí ↓

¿En la parte inferior, a la derecha?

— no → Contacta con tu médico

— sí ↓

¿Tiene algo de fiebre y/o náuseas y vómitos?

— sí ↓

¿Tiene dificultad para caminar?

— sí → **¡ACUDE A URGENCIAS!**

— no ↓

¿Estás preocupado?

— sí → **¡ACUDE A URGENCIAS!**

PARTE 4

GOLPES Y HERIDAS

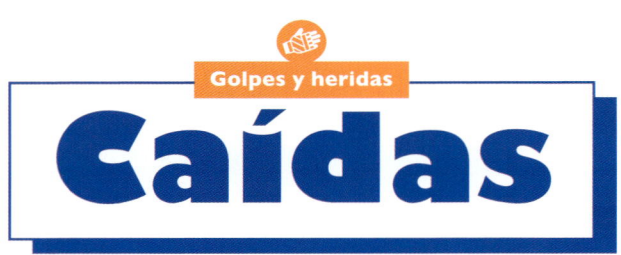

Caídas

¿Tu hijo se ha caído del sofá, estaba jugando a los indios y vaqueros, practicaba para ser campeón de gimnasia o ha tenido una caída fea al bajar de un murete? Desde entonces, cojea o se niega a utilizar uno de sus brazos. ¿Cómo ayudarle?

→ ¿Cómo saber si hace falta consultarlo?

Repasa el episodio, ya sea con tu hijo, si tiene edad suficiente para explicarlo, o con quienes presenciaron la caída: fue desde su propia altura, se ha golpeado contra un objeto, un amigo se le ha caído encima, etc.

A continuación, observa la zona donde le duele:

- **¿Parece hinchada o deformada?** Te será más fácil si la comparas con el lado opuesto. En ese caso, llama al 061 o ve a urgencias.

- **¿No parece hinchado ni deformado?** Ofrécele a tu hijo paracetamol, ponlo en reposo, aplica hielo en el miembro dolorido si es posible y observa. Si, tras un tiempo de reposo (al menos 30 minutos después de haber tomado el paracetamol), la cojera sigue siendo pronunciada o el dolor es significativo, acude a urgencias. Allí examinarán a tu hijo y le harán radiografías del hueso que le duele para comprobar si hay una fractura. Pero no esperes en casa si tiene una extremidad deformada o si no puede moverse.

¿Es grave, doctor? ?!

Hematomas, esguinces, fracturas... es habitual que los niños se hagan daño. Si las lesiones infantiles se tratan bien, ya sea con analgésicos, inmovilización o cirugía, suelen curarse fácilmente.

No salgas corriendo a urgencias ante el primer grito. ¡Observa primero!

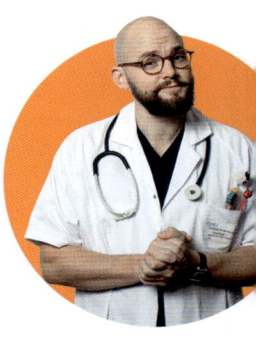

¿Cómo se trata?

Si la fractura es sencilla y el hueso no se ha desplazado, es probable que a tu hijo le pongan una buena escayola, que deberá mantener durante varias semanas. Si la fractura es más grave y el hueso está desplazado, puede que tu hijo tenga que pasar por quirófano para ser tratado y enyesado, bajo anestesia general para reducir el dolor.

→ ¿Qué es una fractura?

Cuando un hueso se rompe, hablamos de fractura. Las hay de varios tipos, pero tal vez te suene la de «rodete» (o «barra de mantequilla», como a veces se denomina). El hueso es más blando en los niños pequeños, por lo que ante golpes a veces mínimos, el hueso se «amontona» sobre sí mismo, como si aplastaras una barra de mantequilla. **Si no es una fractura en rodete, es una fractura a secas.** El hueso está roto, con una línea visible en la radiografía.

→ ¿Y si no es una fractura?

¿A tu hijo le duele, pero la radiografía no muestra ninguna fractura? En ese caso, tal vez solo sea **un hematoma o un esguince.** En función de su edad y de las molestias que sienta, el médico recetará solo analgésicos o decidirá inmovilizarle el miembro dolorido con una férula o una escayola.

¡RECAPITULEMOS!

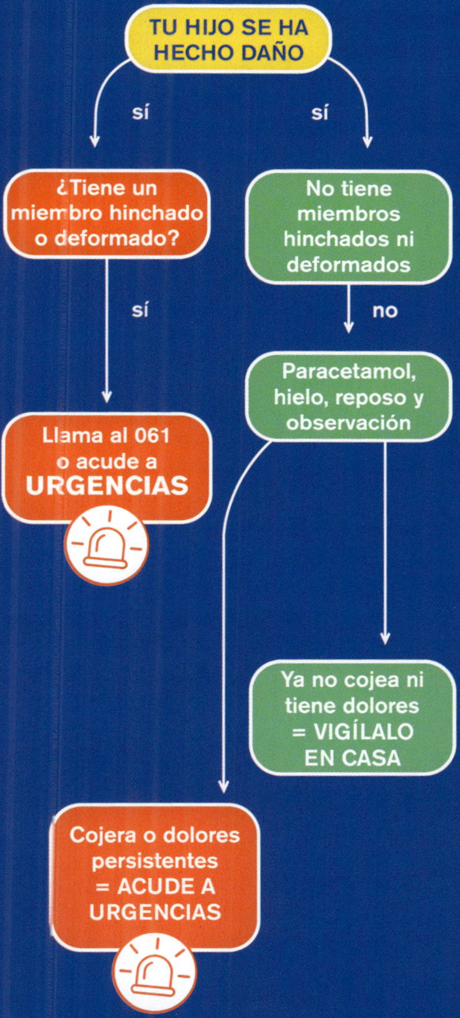

TU HIJO SE HA HECHO DAÑO

sí   sí

¿Tiene un miembro hinchado o deformado?

No tiene miembros hinchados ni deformados

sí   no

Llama al 061 o acude a **URGENCIAS**

Paracetamol, hielo, reposo y observación

Ya no cojea ni tiene dolores = VIGÍLALO EN CASA

Cojera o dolores persistentes = ACUDE A URGENCIAS

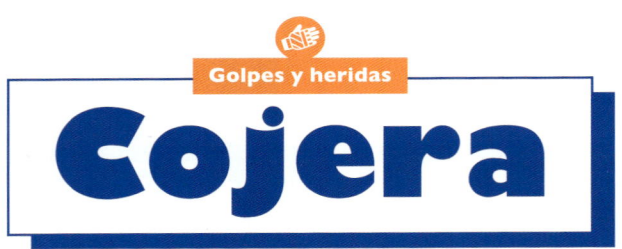

Cojera

¿Tu hijo no camina o corre como de costumbre?
Se queda tumbado, hace actividades por el suelo o vuelve a gatear, ¡cosa que ya no hacía! No le des más vueltas, ¡probablemente tiene una cojera!

→ ¿Es una urgencia?

- **Si tu hijo cojea y tiene fiebre,** no te lo pienses dos veces: ¡directos a urgencias! Allí le harán pruebas complementarias, como una radiografía o una ecografía, además de tomarle una muestra de sangre, porque hay que descartar de manera urgente una infección en una articulación.

- **Si tu hijo cojea pero no tiene fiebre,** la urgencia es más relativa. Puedes vigilarlo durante unas horas (ver la ficha «Caídas», pág. 94), pero, si la cojera persiste, habrá que descartar una fractura.

- **Si tu hijo ha sufrido un golpe o una caída hace poco,** es difícil evitar las urgencias. Le harán radiografías para buscar una posible fractura y, si la hay, probablemente le pongan una escayola.

¿Es grave, doctor?

Depende del contexto en el que aparezca. ¿Mi hijo se ha caído o ha recibido un golpe? ¿Tiene fiebre? Estas dos preguntas son cruciales, porque el tratamiento será completamente distinto.

→ ¿Puedo ir simplemente a su pediatra?

Si tu hijo empieza a cojear de manera repentina, sin fiebre y sin que se haya dado un golpe, puedes hablarlo con el médico. Hay una afección muy común conocida como **«sinovitis transitoria de cadera»** que los médicos de cabecera y pediatras conocen bien; ellos la diagnosticarán y tratarán sin que tengas que pasar por urgencias.

→ ¿Qué es la sinovitis transitoria de cadera?

Es **una reacción inflamatoria de la articulación de la cadera** después de una infección vírica. Aparece una cojera de forma repentina, a menudo entre los 3 y 5 años (a veces hasta los 8), sin fiebre, caídas ni traumatismos recientes. Cuando el médico examina a tu hijo, lo que le duele es la cadera, y no la rodilla, como él decía. A menudo, los padres se acuerdan de que el niño estuvo enfermo en los días o semanas anteriores, tal vez con un resfriado o un virus estomacal.

Esta sinovitis no es una enfermedad grave, sino benigna, pero es importante no equivocarse con el diagnóstico. Si tu hijo sigue sin andar bien al cabo de una semana, ¡consulta de nuevo al médico! En caso de duda, le harán radiografías, una ecografía o un análisis de sangre.

→ ¿Cómo se trata?

El tratamiento es sencillo: ¡reposo! El objetivo es utilizar la articulación lo menos posible.

Por tanto, **evita salir sin silla de paseo y haz que juegue sentado.** Observa a tu hijo y comprueba que vuelve a caminar con normalidad al cabo de una semana. También puedes darle analgésicos si es necesario.

Cualquier cojera debe revisarla un médico, aunque la abuela diga que eso no es nada...

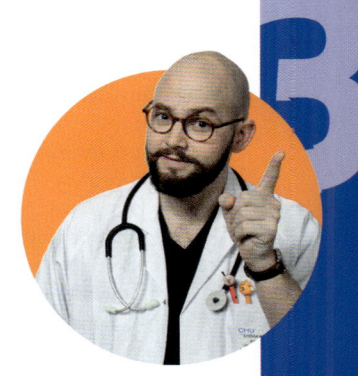

¡RECAPITULEMOS!

1

Tu hijo cojea y tiene fiebre

sí →

Acude a **URGENCIAS**

2

← sí

Tu hijo cojea. Se ha dado un golpe.

3

Tu hijo cojea, no tiene fiebre y no se ha dado ningún golpe

↓

Háblalo con el pediatra

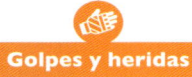
Golpes en la cabeza

¡Ay! ¿Tu hijo se ha dado un golpe en la cabeza? ¿Se ha caído en el colegio o se ha tirado al suelo desde el sofá? Tu hijo ha sufrido lo que se conoce como traumatismo craneoencefálico, que no es más que un término médico para referirse a un golpe en la cabeza (¡un sinónimo!).

→ ¿Cómo saber si debo preocuparme?

En caso de golpe en la cabeza, los signos que deben preocuparte son:

- **Pérdida de conocimiento en el momento del golpe** (en el caso de los bebés, la mejor forma de saber si han perdido el conocimiento es ver si han llorado justo después de la caída. Si lo hacen, es tranquilizador).
- **Vómitos reiterados.**
- **Somnolencia inusual.**
- **Lentitud en la forma de hablar.**
- **Palabras incoherentes.**

Si tu hijo presenta uno o varios de estos síntomas, acude a urgencias.

¿Es grave, doctor?

En un traumatismo craneal, lo que más tememos es una hemorragia dentro del cráneo. Pero lo cierto es que hace falta un golpe muy fuerte para sangrar en el interior de la cabeza. ¡Y las señales son evidentes!

→ Otras señales de alerta

Si tu hijo tiene menos de 1 año, aunque se encuentre bien, es importante que **lo revise un médico.** Cuanto más pequeño sea, más probable es que los profesionales médicos quieran mantenerlo en observación en el hospital durante unas horas. Si tu hijo es mayor, es importante **analizar lo fuerte que ha sido el golpe.** Si se ha caído desde su propia altura por haber resbalado con unas hojas muertas, puedes quedarte bastante tranquilo. Pero si se ha caído con la bici y no llevaba casco o ha rodado por las escaleras ¡hay que consultarlo! Si se ha hecho una herida o le ha salido un bulto blando en la cabeza, ve a urgencias.

→ ¿Qué debo hacer?

No dudes en vigilar a tu hijo durante 24 horas, en un entorno tranquilo.

Puede que esté más cansado de lo habitual, que vomite una o dos veces o que le duela la cabeza, pero el paracetamol debería poder aliviarle.

Si no observas ningún signo de preocupación en 24 horas ¡son buenas noticias! Tu hijo no tiene sangrado en el cerebro y puede volver a hacer vida normal.

¿Puede dormir mi hijo después de darse un golpe en la cabeza?

No está prohibido poner a dormir a un niño en las horas siguientes al golpe. Pero comprueba primero que no muestre ninguno de los signos preocupantes.

Venga, ya puedes respirar hondo. Y no por el agobio, ¡sino de alivio!

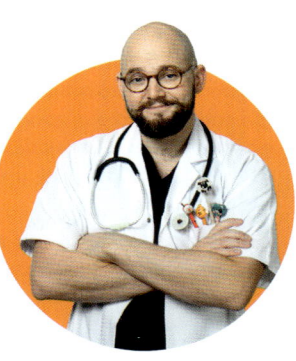

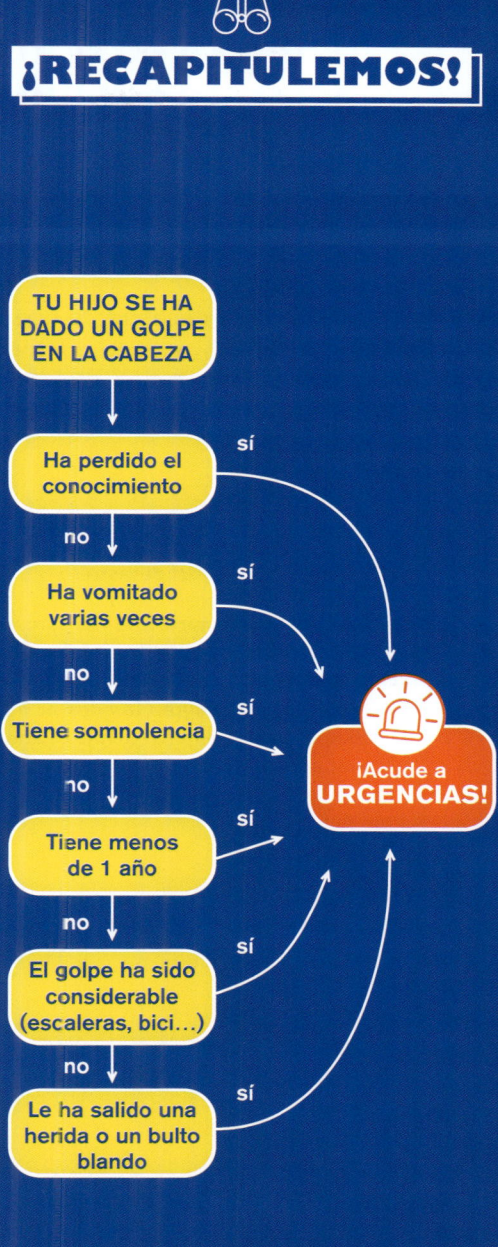

¡RECAPITULEMOS!

TU HIJO SE HA DADO UN GOLPE EN LA CABEZA

Ha perdido el conocimiento — sí

no

Ha vomitado varias veces — sí

no

Tiene somnolencia — sí

no

Tiene menos de 1 año — sí

no

El golpe ha sido considerable (escaleras, bici…) — sí

no

Le ha salido una herida o un bulto blando — sí

¡Acude a URGENCIAS!

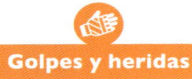
Golpes en la nariz

Menudo desastre: tu hijo acaba de caerse y se ha golpeado la nariz. ¡Hay sangre por todas partes y en casa cunde el pánico! Respira hondo y mantén la cabeza fría…

→ ¿Qué debo hacer?

Esto es lo que debes hacer en cuanto te hayas dado cuenta del desastre:

- **Suénale bien la nariz una vez** para eliminar los posibles coágulos y luego apriétale la fosa nasal que sangra durante 3 minutos. Si sangran las dos al mismo tiempo, aprieta ambas (tu hijo puede respirar por la boca).

- **No le eches la cabeza hacia atrás.** Lo único que conseguirás es que la sangre le baje por la garganta y tu hijo tenga una sensación desagradable, lo que no va a mejorar las cosas. Al revés: inclínale la cabeza ligeramente hacia delante.

- Si tu hijo vomita sangre en los minutos siguientes a la hemorragia nasal, **no te asustes.** ¡La mayoría de las veces solo se debe a que se ha tragado un poco!

→ ¿En qué hay que fijarse?

Hay dos cosas que pueden ser graves en un traumatismo nasal:

- **Hemorragia persistente:** si, a pesar de presionar las fosas nasales, tu hijo vuelve a sangrar en cuanto dejas de hacerlo, suénale de nuevo la nariz y repite la compresión durante 5 minutos. Si la hemorragia continúa, id a urgencias. Es muy raro en niños, pero a veces hay que llamar al otorrino para detener una hemorragia nasal.

- **Hematoma del tabique nasal:** es una hemorragia en el tabique entre las dos fosas nasales. Esto también es raro en

¿Es grave, doctor?

La nariz sangra mucho, pero suele ser más aparatoso que grave. Es bastante raro ver narices rotas en pediatría. Y, si se aplica bien la técnica, la hemorragia se detiene fácilmente. Así pues, lee atentamente esta doble página. :)

pediatría, y hace falta un golpe muy grave para que un niño presente un hematoma septal. Pero esto es lo que el médico comprobará al examinar la nariz después de un golpe. Este hematoma se reconoce porque el tabique se hincha por los lados e incluso obstruye las fosas nasales.

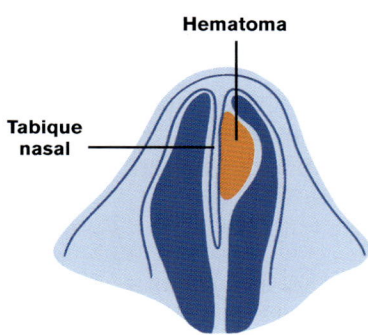

Hematoma

Tabique nasal

→ ¿Y si la nariz está hinchada?

Si la nariz de tu hijo está muy hinchada, es difícil saber si está rota o si el tabique está desviado mientras haya hinchazón. Si la nariz está especialmente hinchada, sería conveniente que un otorrino la examinara entre el tercer y el quinto día después del golpe para asegurarse de que **el tabique no está desviado.**

→ En resumen

- **Si tu hijo se ha dado un golpe leve** que no le ha inflamado la nariz y la hemorragia cesa rápidamente, aplícale hielo y dale analgésicos en casa.
- **Si tu hijo se ha dado un golpe fuerte** que le ha inflamado la nariz o la hemorragia no acaba de detenerse, acude a urgencias para que le hagan un examen clínico.

Mi hijo sangra por la nariz sin haberse golpeado

La técnica para detener la hemorragia es exactamente la misma. Suénale la nariz a tu hijo y apriétala. Una hemorragia nasal sin golpe previo puede ocurrir y no es grave. Puede deberse a una irritación de la mucosa de la nariz, en invierno por ejemplo, a causa de un resfriado, o bien porque tu hijo se haya hurgado la nariz. La fiebre también puede provocar hemorragias.

Si no consigues detener la hemorragia a pesar de los consejos anteriores, acude a urgencias.

Si las hemorragias nasales se repiten con frecuencia y te preocupan, habla con el pediatra, que tal vez os derive al otorrino. A veces, el especialista tiene que **cauterizar un vaso sanguíneo** que en algunos niños es más frágil y puede provocar hemorragias con facilidad.

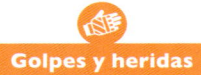
Golpes en los dientes

No soy dentista, pero como pediatra de urgencias, veo traumatismos dentales todos los días: un diente de delante menos después de caerse con el patinete, un diente agrietado en el borde de una piscina de azulejos o la boca llena de sangre… ¡Te doy algunos consejos para que sepas qué hacer!

→ ¿Diente de leche o diente definitivo?

¡Uf, es un diente de leche!

A menudo, no hay que hacer nada de urgencia.

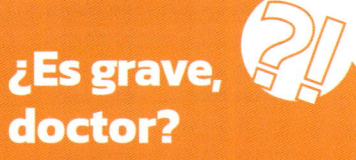

¿Es grave, doctor?

Lo primero que hay que hacer es averiguar si el diente es de leche o definitivo. En este último caso, ¡es más urgente!

- **Si el diente de leche se ha roto,** no se arregla (a diferencia de un diente definitivo).
- **Si el diente de leche se ha caído,** no se vuelve a colocar.

Sin embargo, siempre es una buena idea acudir al dentista para que evalúe cómo están los dientes que crecen debajo.

Ay, era un diente definitivo…

- **Si el diente se ha roto:** guarda el trozo que falta, ponlo en un recipiente pequeño con leche o saliva de tu hijo y llama a tu dentista. El dentista verá si lo pega en su sitio o lo reconstruye, pero pegar el trocito caído permite que se respete al máximo el color de los dientes de tu hijo.
- **Si el diente se ha caído:** consérvalo también en leche o en saliva, sin tocar la raíz (que no suele verse porque está debajo de la encía) y pide cita urgente con el dentista.
- **Si el diente se mueve o se ha desplazado:** pide cita urgente con el dentista.

¿Y si no encuentras un dentista disponible?

Llama al servicio de urgencias más cercano para saber si cuentan con un especialista (estomatólogo o cirujano maxilofacial).

→ ¿Y si tiene una herida?

Si se ha hecho una herida en la encía o en el labio, comprímela con una gasa durante unos minutos. Luego, si la herida te parece profunda, acude a urgencias pediátricas.

→ ¿Y si al día siguiente empeora?

A lo mejor ese día no ha pasado nada, pero al día siguiente tu hijo se queja de dolor o tiene las encías negras. Las instrucciones son idénticas; es decir, las señales de urgencia son las mismas que el día del golpe. En caso de dolor o encías negras, siempre puedes acudir al médico para quedarte más tranquilo.

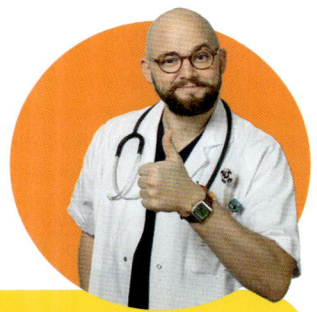

En cualquier caso, ¡no te olvides de la visita del Ratoncito Pérez!

¿Y si no tengo claro si era diente de leche o definitivo?

Te dejo un pequeño diagrama de la edad a la que se caen los dientes para que te hagas una idea, pero ten en cuenta que cada niño es diferente. Si sigues con dudas, consulta urgentemente a un dentista.

DIENTES DE LECHE

Salida	Caída
8-12 meses	6-8 años
8-13 meses	7-9 años
16-23 meses	10-12 años
12-19 meses	
23-30 meses	9-12 años

Incisivo central — Incisivo lateral — Primer premolar

Canino

Segundo premolar

Primer molar

Segundo molar

Muela de juicio

DIENTES DEFINITIVOS

Salida
6-8 años
7-9 años
9-12 años
9-10 años
10-12 años
6-7 años
11-13 años
17-21 años

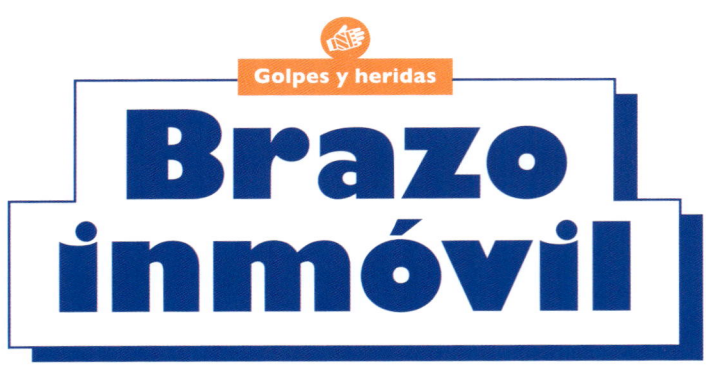

Brazo inmóvil

El tío jugaba a hacer el avión con su sobrino cuando, de repente, tu hijo llega a casa llorando y no puede mover el brazo. Te preocupa muchísimo… y, sin embargo, ¡probablemente no sea nada grave!

→ ¿Qué es una pronación dolorosa?

Si han levantado a tu hijo cogiéndolo del brazo, ya sea jugando, para salvar una caída o para alzarlo del suelo, por ejemplo, puede que presente una pronación dolorosa. La articulación del codo, en cierto modo, se ha «dislocado». Tu peque ya no puede doblar el brazo y a menudo se le queda colgando a un lado del cuerpo. En cuanto se lo tocas, se pone a llorar.

→ ¡Acude a urgencias!

Si ya sabes que alguien le ha dado un tirón de brazo, si estás seguro de que ese es el motivo del dolor, no es necesario realizar más pruebas. El médico le hará un simple movimiento del brazo ¡y listo! La articulación volverá a su posición normal y tu hijo volverá a mover el brazo como antes. ¡Magia! Si no estás seguro de lo que ha pasado, si se ha caído o si su brazo está hinchado, el médico hará primero una radiografía, antes de tocar la articulación, para descartar una fractura.

→ ¿Cómo evitarlo?

Basta con **evitar los tirones de brazo,** por ejemplo al levantarle del suelo o al jugar a aviones o hacer el columpio colgándole de los brazos. De todas formas, no te preocupes, es benigno y suele ocurrir a menudo en niños de 1 a 5 años.

No hay riesgos futuros, pues no quedan secuelas.

¿Es grave, doctor? ?!

La pronación dolorosa es una afección frecuente en niños menores de 4 años, que puede doler en el momento pero no causa complicaciones particulares una vez que el pequeño se recupera.

Quemaduras

¡Ay! ¿Tu niño ha tocado la vela de la mesita? ¿El bebé se ha escaldado con un café o un té ardiendo? Una quemadura siempre ocurre por un accidente tonto. ¡Te cuento cómo aliviarla!

→ ¿Cómo saber si es grave?

Las quemaduras se clasifican en 3 grados:

- **Primer grado:** equivale a una quemadura solar. No te apures, se curará. Aplica la regla de 3 x 15 (ver el recuadro abajo) y luego aplica regularmente Biafin®, que le hidratará y ayudará a la piel a repararse.

- **Segundo grado:** aparece una ampolla en la superficie de la piel. Es más dolorosa y puede dejar más marcas. Hay que ir a urgencias. Mientras estáis de camino, protege la quemadura con un paño limpio y húmedo.

- **Tercer grado:** es grave. La piel y el tejido subcutáneo están dañados, acartona-dos, de color gris o negruzco. Puede que ni siquiera haya dolor, lo cual no es buen síntoma. Directos a urgencias, acompañados por los bomberos si es necesario. Mientras estáis de camino, protege la quemadura con un paño limpio y húmedo.

→ ¿Tengo que quitarle la ropa?

Si la quemadura se ha hecho a través de la ropa, hay que quitársela rápidamente, a menos que esté adherida a la piel. En ese caso, no tires, déjasela como está.

→ ¿Cómo le alivio el dolor?

Puedes darle paracetamol. Además, enfría la quemadura con agua fría; ambas cosas deberían atenuar un poco el dolor. Cuidado, algunas zonas tienen más riesgo de complicaciones:

- Quemaduras circunferenciales (es decir, que rodean todo un miembro).
- Quemaduras en la cara, las nalgas o los genitales.
- Quemaduras en las extremidades: manos y pies.

Para favorecer la cicatrización, protege la piel con crema solar SPF 50 durante al menos un año.

La regla de 3 x 15

1. Agua fría (unos 15 °C).

2. Durante 15 minutos.

3. El chorro de agua 15 cm por encima de la quemadura (para evitar dolor).

Y llama al 061 para saber qué hacer en función de la lesión.

Cortes

Tu hijo ayuda a papá en el jardín o cocina por primera vez cuando, de repente… ¡hay sangre por todas partes! Ha pasado lo que tenía que pasar… ¡se ha cortado!

→ ¿Qué hacer (aparte de gritar corriendo por toda la casa)?

Coge un paño limpio, gasas o un guante de baño limpio y **presiona la herida durante unos minutos.** Mientras tanto, pregúntale a tu hijo con qué se ha cortado. ¿Un cuchillo?

¿Un objeto cortante del jardín? **Lo importante es saber si el objeto estaba limpio** o si podría estar oxidado o lleno de tierra.

Mientras mantienes la compresión, comprueba en la cartilla que tu hijo tiene al día la vacuna contra el tétanos. La vacuna antitetánica es importante en caso de herida con un objeto oxidado o manchado de tierra. Si no está al día, habrá que actualizar la vacuna o incluso inyectar un producto para minimizar el riesgo de tétanos si la herida es profunda y está sucia.

→ ¿Y luego?

Después de presionar la herida unos minutos, échale un vistazo:

- **Si vuelve a sangrar enseguida,** desgraciadamente no te queda otra que acudir a urgencias. Habrá que coser.

- **Si la hemorragia se detiene,** puedes limpiar la herida con agua y jabón y ver qué aspecto tiene. Si parece profunda, no lo dudes y acude a urgencias. Si finalmente te parece muy superficial o incluso solo un rasguño, basta con desinfectarla y vendarla.

¿Es grave, doctor?

Todo depende de la profundidad y la localización. En la mayoría de los casos, las heridas se tratan fácilmente en urgencias: adhesivo o puntos de sutura ¡y no se notará nada! Sin embargo, hay que tener cuidado con las heridas en las manos, pero pueden tratarse fácilmente en el quirófano.

¡Cuidado con las manitas de los niños!

Cuidado con las heridas en las manos, en particular en las palmas. A veces las heridas pueden parecer superficiales, pero en esta zona hay muchos nervios y tendones. Por eso es importante consultar en urgencias en caso de cortes en esta zona, ya que a veces es necesario explorar la herida en el quirófano.

¡Y, sobre todo, no la limpies con nada que no sea agua, jabón y antiséptico!

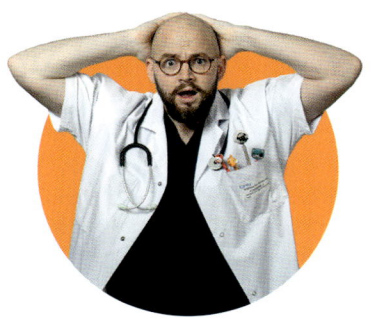

¡RECAPITULEMOS!

TU HIJO SE HA CORTADO

sí

Presiona con un paño limpio o gasas

Después de presionar 5 minutos: ya no sangra

no

no

La herida es profunda o está en la palma de la mano

La herida es superficial, hecha con un objeto limpio, o no es en la mano

sí

sí

Desinféctala y véndala en casa

Después de presionar 5 minutos: sigue sangrando

Llama al 061 o acude a **URGENCIAS**, sin dejar de presionar si sigue sangrando

Picaduras

Es verano, esa época del año en que las avispas y otros insectos zumban alrededor del melón en las barbacoas. ¡Qué mala pata, acaban de picar a tu hijo!

→ ¿Qué ocurre durante una picadura?

La picadura es dolorosa. Puede aparecer enrojecimiento, una hinchazón de unos centímetros y un ligero endurecimiento. Estas reacciones a veces van acompañadas de picor, que por lo general desaparece en unas horas. Según el lugar de la picadura, el habón puede ser mayor: por ejemplo, en la cara (párpados, aletas de la nariz, orejas, labios) y en el cuello. Cuidado, **una pica-dura en la boca o la garganta puede hin-charse hasta el punto de que exista riesgo de asfixia** (véase la página contigua).

¿Es grave, doctor?

En la inmensa mayoría de los casos, las picaduras de himenópteros no son graves. Sin embargo, hay que mantenerse alerta, ya que nadie está a salvo de sufrir una reacción alérgica.

→ ¿Cómo reaccionar?

Lo primero que hay que hacer es **alejarse del insecto** para evitar una segunda pica-dura. A continuación, inspecciona la zona donde le han picado y **retira el aguijón** con las uñas o unas pinzas de depilar. Las abe-jas dejan el aguijón y la glándula venenosa adheridos a la piel. Las avispas, en cambio, pican sin dejar aguijón.

Desinfecta bien con agua y jabón, y luego aplica una solución antiséptica.

Si el dolor es considerable, no dudes en darle paracetamol. Puedes probar a aplicar frío (cubitos de hielo en un paño de cocina, por ejemplo), calor (gasas empapadas en agua tibia) o utilizar un secador de pelo (no demasiado cerca de la piel para no provocar quemaduras).

→ ¿Y si le hace reacción?

Si a tu hijo se le empiezan a hinchar los labios o la lengua, si empieza a toser repe-tidamente o tiene dificultades para respi-rar, o si presenta algún síntoma digestivo importante (dolores abdominales, vómi-tos): llama al 061.

Podría ser que tu hijo tenga una **anafilaxia** (ver la ficha «Alergia», pág. 88). En este caso, se trata con adrenalina.

¿Cómo evitar que le piquen?

- Asegúrate de que tu hijo esté calzado cuando camine por la hierba.
- Evita que haya cerca colmenas o nidos.
- Evita que tu hijo corra de un lado a otro si un insecto le da vueltas alrededor; apártalo suavemente o cambia de sitio.
- No dejes vasos o latas de bebida azucarada abiertas en el exterior.
- Lleva siempre con tu hijo una pluma de adrenalina si ya sabes que es alérgico (ver la ficha «Alergia», pág. 88).
- Ten cuidado cuando lleve ropa clara o brillante, ya que suele atraer más a los insectos.

→ ¿Cuándo hay que ir al médico?

- **Si la reacción local (hinchazón, dolor, enrojecimiento) empeora** en los días siguientes a la picadura, o si aparecen signos generales de infección como fiebre y/o escalofríos, debes consultar al pediatra o acudir a urgencias si no está disponible.
- **En caso de picadura en la boca o la garganta,** la hinchazón puede ser rápida y grave, causando dificultades respiratorias. Es probable que tu hijo sufra un angioedema, una reacción alérgica grave que provoca la inflamación de las vías respiratorias. Llama al 061.
- **En caso de reacción alérgica,** llama al 061.
- **En caso de picaduras múltiples,** acude a urgencias.

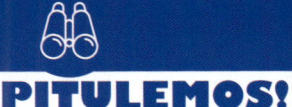

¡RECAPITULEMOS!

A TU HIJO LE HA PICADO UN INSECTO

↓

Retira el aguijón con las uñas o con una pinza de depilar

↓

Desinfecta con agua y jabón

↓

Aplica una solución antiséptica

↓

Si tiene mucho dolor, dale paracetamol

↓

Aplica calor o frío para calmar el dolor

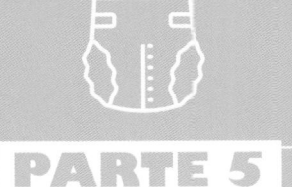

PARTE 5

PROBLEMAS DIGESTIVOS Y URINARIOS

Estreñimiento

Una gran parte de los dolores abdominales en los niños se deben al estreñimiento, así que te explicaré cómo evitarlo, detectarlo y tratarlo para que tu niño vuelva a tener un tránsito normal.

→ ¿Qué es el estreñimiento?

Es un funcionamiento anormal de los intestinos, que evacúan las heces con menos frecuencia, lo que provoca que se estanquen y se endurezcan.

→ ¿Cómo reconocerlo?

Aunque todo el mundo piensa que el estreñimiento es «hacer caca solo cada 3 o 4 días», esto no es cierto. Para hablar de estreñimiento sí que hay que calcular la frecuencia de las deposiciones, pero también:

- La dificultad para hacer caca.
- El tamaño de las heces.
- El tiempo que pasa sentado en el retrete.
- Los dolores que nota al defecar.

Básicamente, no estar estreñido significa hacer caca de media una vez al día, sin dificultad ni dolor, y sin hacer bolitas como cacas de conejo ni heces enormes que atascan el váter.

Si tu hijo se queja de dolores de tripa que aparecen en forma de espasmos, sobre todo en la parte inferior izquierda de la barriga, con periodos de calma, ¡podría ser estreñimiento!

¿Es grave, doctor?

Es bastante incómodo y puede resultar doloroso, pero no es especialmente peligroso. Sin embargo, un estreñimiento grave puede provocar una obstrucción intestinal. En ese caso, verás que tu hijo no defeca ni expulsa gases, y experimenta dolor abdominal y vómitos. ¡Hay que consultarlo de urgencia!

→ ¿Qué lo causa?

En la mayoría de los niños, **el estreñimiento no es una enfermedad**. En ese caso se dice que es «funcional». El niño tiene tendencia a contenerse por miedo a que le duela, a menudo cuando aprende a ir al baño. La falta de fibra en la dieta (fruta, verdura...) o una hidratación insuficiente, así como poca actividad física, pueden aumentar o provocar el estreñimiento.

Si tu hijo se aguanta las ganas, las heces se estancan y se acumulan en el tubo digestivo. Las heces se endurecen y forman bolas llamadas «fecaloma». El intestino tiene entonces dificultades para contraerse para evacuarlas, y comienza el círculo vicioso.

→ No tengo claro si es diarrea o estreñimiento

¡No te dejes engañar por las falsas diarreas de un niño estreñido! Cuando el recto está lleno de heces duras, pueden salir pequeñas cantidades de heces más líquidas, lo que puede parecer una diarrea. ¡Pero tu hijo está muy estreñido! No caigas en la trampa.

→ ¿Cómo evitarlo?

El objetivo es hacer deposiciones con regularidad. Te doy algunos consejos:

- **Mejorar la alimentación:** aumentar la fibra (frutas y verduras) y la hidratación (beber regularmente) y reducir los almidones (pastas, arroz).

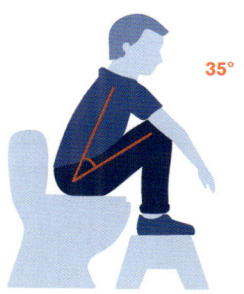

35°

- **Aumentar la actividad física** (hacer deporte mejora el tránsito intestinal).

- **Rutina de ir al baño con posición adaptada:** pídele a tu hijo que vaya 30 minutos después de la comida, durante 5 a 10 minutos. Ponlo en posición de cuclillas, es decir, sentado en el váter con un taburete bajo los pies. Aunque no haga caca, no importa: llegará a formar parte de una rutina diaria.

Si estas recomendaciones no son suficientes, es posible y habitual ayudar al intestino con **laxantes**. Forlax®, por ejemplo, atrae agua al tubo digestivo para ablandar las heces. Este medicamento se toma a diario hasta que el tránsito intestinal de niño vuelve a la normalidad (y a veces es necesario tomarlo durante varios meses o incluso años). A menudo se dice que el tratamiento para el estreñimiento debe tomarse el doble de tiempo que dure el estreñimiento en sí.

El estreñimiento es uno de los tres síntomas más frecuentes en los niños.

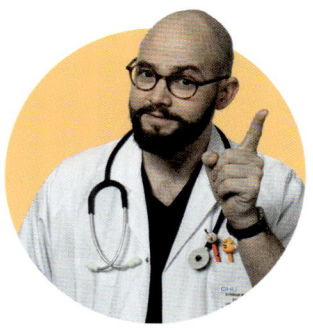

Una ayuda sencilla es la **escala de Bristol**. Se interpreta así:

- Las heces deben ser de tipo 3 o 4, si[n] dolor ni sangrado.
- Las heces 1 y 2 indican estreñimiento.
- Las heces 5, 6, y 7 son más bien diarreas.

¿Los laxantes le harán perezoso el intestino?

No, es un error muy común. A la hora de tomar un laxante como el Forlax® no hay límites ni en la cantidad ni en la duración. El estreñimiento acostumbra al intestino a estar dilatado, distendido, se volverá perezoso porque pensará que ese es un estado normal y ya no hará el esfuerzo por expulsar las heces al exterior. **El tratamiento vuelve a entrenar el intestino de tu hijo para que elimine las heces con regularidad.** Lo importante es adaptar la dosis de laxante siguiendo la escala de Bristol de la columna de la derecha, que clasifica las heces humanas en siete tipos, y llevando un calendario de deposiciones. Puedes aumentar la dosis siempre que tu hijo no haga cacas de los tipos 3 o 4. Si, por el contrario, las heces se vuelven demasiado líquidas, reduce la dosis de laxante. El tratamiento debe administrarse durante varios meses y todos los días, ¡no de vez en cuando! Puede diluirse en agua, zumo, leche, papilla, etc.

1 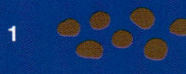 Cacas duras en forma de bolas sueltas (salen con dificultad)

2 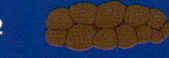 Cacas en forma de bolas pegadas entre sí

3 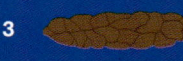 Heces con forma alargada, con grietas en la superficie

4 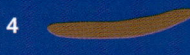 Heces con forma alargada, con una estructura suave y lisa

5 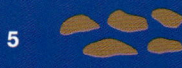 Heces blandas con bord[e] claramente definidos (salen fácilmente)

6 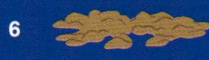 Heces de blandas a muy blandas con borde[s] poco definidos

7 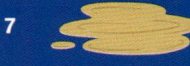 Heces acuosas sin estructura (totalmente líquidas)

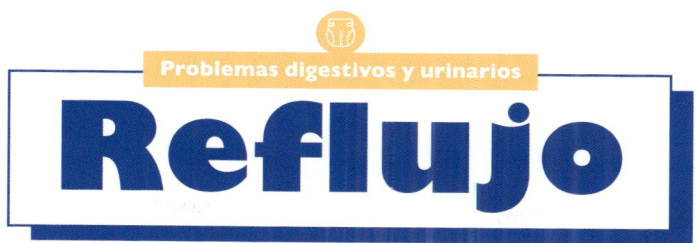

Reflujo

Regurgitaciones, reflujo, vómitos… ¿Cómo diferenciar unos de otros? ¡Voy a intentar arrojar algo de luz sobre estos problemas que hacen nudos en el estómago a pequeños y grandes!

→ Diferenciar entre vómitos y regurgitación

Es importante diferenciar entre **el mecanismo activo de los vómitos** y **el mecanismo pasivo de la regurgitación.** Y es que vienen motivadas por patologías distintas:

Cuando se produce el **vómito,** tu hijo tendrá contracciones de los músculos abdominales y del tórax conocidas como «esfuerzo del vómito» (probablemente ya has vomitado alguna vez y sabes a qué me refiero).

¿Es grave, doctor?

Este es el síntoma más común que presentan los recién nacidos y que a menudo preocupa a los padres jóvenes. Por supuesto, es un síntoma benigno e incluso completamente normal hasta cierta edad. Aprende a reconocer las señales de alarma para saber si debes acudir o no al médico.

En cambio, durante la **regurgitación,** no hay esfuerzos, la leche vuelve a subir sin señales externas. El bebé está haciendo cualquier actividad y le sale leche por la nariz o la boca, lo que puede hacerle toser un poco, sin que se aprecie ninguna contracción de los músculos abdominales.

→ ¿A qué se debe la regurgitación?

La regurgitación es un **reflujo gastroesofágico** externo: el contenido de líquido gástrico sube por el esófago y sale por la boca, y a menudo por la nariz. **En la inmensa mayoría de los casos, la regurgitación es normal,** natural e inofensiva, sobre todo antes de la edad de sentarse. Uno de cada dos niños antes de los 3 meses presenta regurgitación, y el 70 % de los niños a los 4 meses. Esto se debe a la inmadurez de los esfínteres del esófago (los mecanismos antirreflujo), que permiten que el líquido suba con más facilidad. Además, el estómago del bebé es pequeño y la comida suele ser solo líquida. Las regurgitaciones rara vez empiezan antes de la semana de vida, o después de los 6 meses, y alcanzan su punto máximo a los 4 meses.

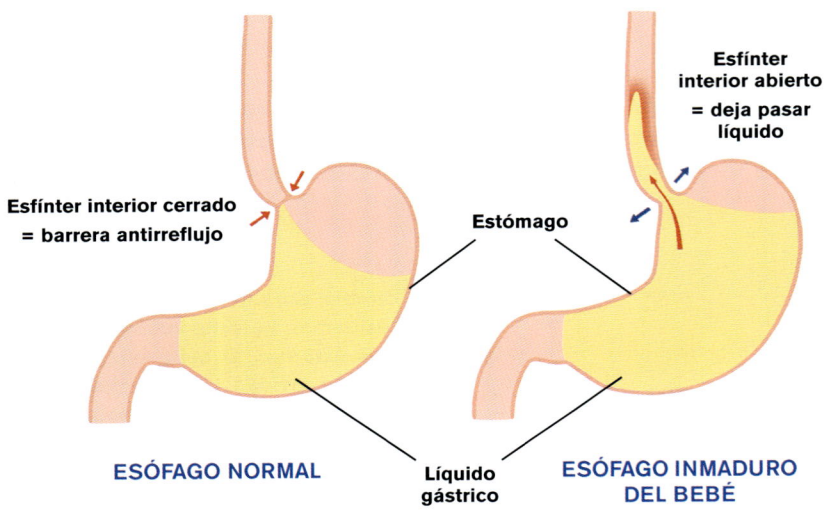

Esfínter interior cerrado = barrera antirreflujo

Estómago

Esfínter interior abierto = deja pasar líquido

ESÓFAGO NORMAL

Líquido gástrico

ESÓFAGO INMADURO DEL BEBÉ

→ ¿Cuándo hay que preocuparse?

La regurgitación (o reflujo) se considera anormal cuando provoca molestias o complicaciones. En este caso, se altera la calidad de vida del bebé y hablamos de **reflujo patológico:** la regurgitación puede producirse en cualquier momento del día, incluso durante el sueño. Se asocia a llantos inexplicables, irritabilidad, rechazo repetido de alimentos, pérdida de peso y problemas de sueño.

Hay que pensar en **esofagitis** cuando hay sangrado en la regurgitación, rechazo repetido de alimentos y/o pérdida de peso. La esofagitis es una complicación del reflujo. En algunos casos, el reflujo es tan ácido y frecuente que llega a quemar partes del esófago del bebé. En este caso, el pediatra recetará un antiácido, como Nexium®.

→ ¿Qué hay que hacer?

La regurgitación suele cesar por sí sola cuando el niño tiene edad para empezar a caminar y, a veces, ya cuando puede sentarse, porque se mantiene erguido, se introducen alimentos sólidos y el esófago madura.

En todos los casos se aconseja:

- **No someterlo a tabaquismo pasivo:** fuma en el exterior y no en presencia de tu hijo.

- **Comprobar que el biberón está bien preparado:** 30 ml de agua por cada cacito raso de leche en polvo (pon primero el agua y luego el polvo).

- **Comprobar que no le das demasiado de comer** (ver la ficha «¿Mi bebé come lo suficiente?», pág. 22).

- **Poner al bebé en posición vertical** hasta que eructe después de haber tomado el biberón o la teta.

Habla con el pediatra de las diferentes posibilidades que tienes:

- **Introducir una leche espesada** si, a pesar de estos consejos, las regurgitaciones siguen siendo muy molestas.

- **Considerar la posibilidad de un protector gástrico, como Gaviscon®**, si las medidas anteriores han fracasado.

- **Considerar la posibilidad de un antiácido, como Nexium®**, si las medidas anteriores han fracasado o si notas signos de esofagitis (en todos los casos, el tratamiento con Nexium® debe reevaluarse y suspenderse si no es eficaz).

→ Regurgitaciones que se complican

No hay que confundir una simple regurgitación con la **estenosis pilórica.** Se trata de una afección en la que la válvula que vacía el estómago está demasiado tensa y musculada, lo que provoca vómitos proyectivos (es decir, con esfuerzo) entre las 2 y las 8 semanas de edad. En este caso, hay que acudir a urgencias para que le hagan una ecografía, porque, si se confirma el diagnóstico, ¡habrá que operar!

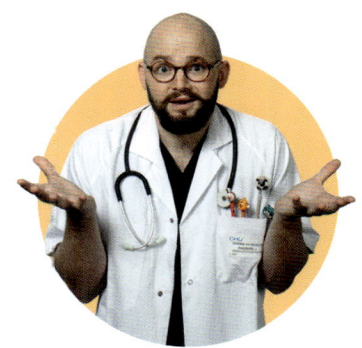

Que no cunda el pánico, ¡todos los bebés regurgitan!

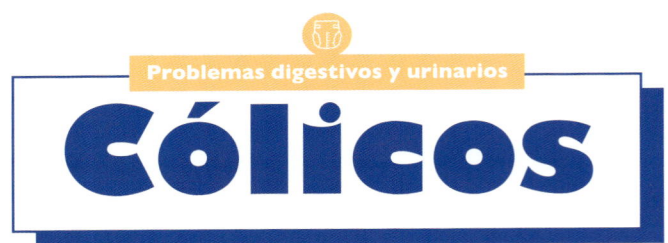

Cólicos

Tu bebé llora mucho, se agita y se retuerce a menudo. No sabes qué hacer para calmarlo: llevarlo en brazos, tumbarlo sobre el antebrazo, sacarlo a pasear… Has probado de todo, y todo el mundo te repite: «¡No le des vueltas, tendrá cólicos!».

→ ¿Qué son los cólicos?

El cólico es un periodo recurrente y prolongado de llanto (muy) difícil de calmar, durante el cual tu bebé está agitado o irritado, y que se produce sin causa evidente, a menudo por la tarde o por la noche. Suele darse en bebés sanos de entre 1 y 5 meses de edad (con un pico alrededor de las 4–6 semanas). A menudo, este llanto no tiene una causa evidente y es un importante motivo de preocupación para los padres. Además de llorar, tu bebé está incómodo; se muestra inquieto, a menudo tiene la cara roja, las piernas dobladas y la barriga distendida con gases regulares. Desgraciadamente, no existe ningún tratamiento analgésico que funcione con estos problemas.

→ ¿A qué se debe?

No voy a ocultarte que el origen es bastante complejo y no se conoce del todo. Pero podríamos apuntar a:

- **Trastornos digestivos:** un reflujo patológico, una alergia a las proteínas de la leche de vaca (APLV) o una intolerancia a la lactosa podrían, sin pruebas formales, aumentar el riesgo de cólico.

- **La inmadurez de los intestinos** durante los primeros meses de vida es una causa conocida.

- **La microbiota,** que es la colonia de bacterias del intestino del niño, puede variar de un bebé a otro.

- **Factores psicológicos:** estrés ambiental, ansiedad de los padres.

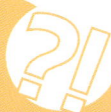

¿Es grave, doctor?

Los cólicos afectan aproximadamente a uno de cada cuatro bebés, ¡no estáis solos! Sin embargo, no hay pruebas de que los cólicos estén relacionados con un dolor. A menudo el bebé llora sin causa aparente. Sin embargo, la mayoría de las veces causan a los padres una gran preocupación, por lo que es importante entender lo que está pasando.

→ ¿Qué se puede hacer?

**Los cólicos se consideran «una enferme-
dad»** porque afectan al bienestar del bebé
y a la calidad de vida de la familia. Es muy
duro. Aunque el pronóstico es benigno (no
hay secuelas, es inofensivo), la frecuencia
de los cólicos y la ansiedad que provocan en el hogar los convierten en un problema de salud pública. Puedes consultar al
pediatra, que realizará un examen completo
para descartar otras causas del malestar de
tu bebé. Luego, hará un seguimiento para
asegurarse de que los cólicos disminuyan y
finalmente desaparezcan entre los 3 y los 5
meses de edad.

Una vez realizado el diagnóstico, hay cosas
que puedes hacer para que tu hijo esté más
cómodo: envolverlo, darle un masaje, llevarlo en brazos, darle un paseo (en carrito o
en coche)... aunque no hay pruebas cientí-
ficas de que hagan desaparecer los cólicos.

Varios estudios han demostrado la eficacia de un probiótico derivado de la leche
materna: el *Lactobacillus reuteri*, que se
cree que reduce las horas de llanto. Tal vez
te suene con el nombre de BioGaia®.

No te preocupes, ¡solo es temporal!

Y si no puedes aguantar más los llantos,
¡dile a alguien cercano que te tome el relevo
para que descanses un poco!

**Los cólicos son una
fuente de estrés para
los padres jóvenes.
¡Pero te aseguro que
el infierno de los
primeros meses es
pasajero!**

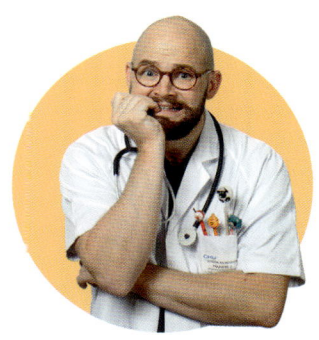

Pene rojo

¿La «pilila» de tu hijo está roja e hinchada en la punta?
¿Has encontrado incluso pus en su pañal o la ropa
interior? Impresiona mucho, pero no corras a urgencias…
¡probablemente sea balanitis!

→ ¿Qué es la balanitis?

La balanitis (o balanopostitis, para ser más exactos) es **una inflamación del glande y el prepucio** causada por una infección del esmegma, los depósitos blanquecinos naturales que tienen los niños pequeños.

→ ¿Cómo saber si mi hijo tiene balanitis?

La balanitis se reconoce porque tu hijo tiene **el prepucio enrojecido, hinchado y dolorido.** También puedes notar **una secreción de pus** por el orificio del prepucio. Además, es posible que tenga dificultades para orinar.

¿Es grave, doctor?

La balanitis es una infección que no reviste ninguna gravedad: es frecuente en niños pequeños (sobre todo entre los 2 y los 5 años) que tienen un prepucio todavía muy estrecho y que no puede retraerse del todo.

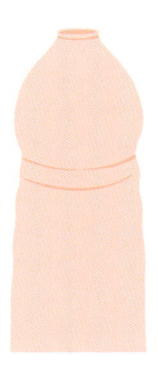

PENE CON
PREPUCIO

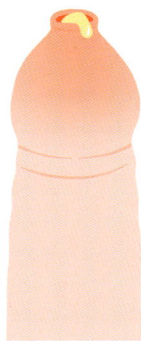

BALANITIS

→ ¿En qué consiste el tratamiento?

El tratamiento consiste en sumergir el pene en un tapón de antiséptico al menos cuatro veces al día, hasta que mejore. Si utilizas Dakin®, prescrito por algunos centros, recuerda diluir el producto al menos a una décima parte con agua para evitar quemaduras. **El desinfectante limpiará la infección** entre el prepucio y el glande. Más sencillos, los baños de asiento en agua jabonosa pueden bastar si sumergir el pene del niño en medicamento resulta complicado. Tarda unos diez días en curarse por completo.

→ ¿Cuándo hay que preocuparse?

Si tu hijo tiene dolor intenso, fiebre, ya no puede orinar o si el enrojecimiento se extiende al resto del pene, acude a urgencias.

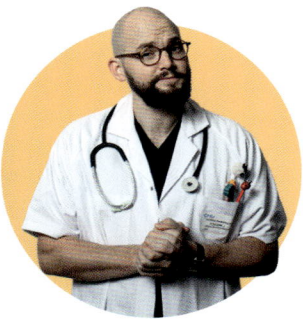

¡Que no cunda el pánico! Seguro que la punta de la pilila no se le cae.

Mi hijo tiene balanitis recurrente

Si tiene balanitis con demasiada frecuencia, o si se le complica, el pediatra le remitirá a un cirujano urológico, que decidirá operar para evitar las recidivas. El principio es el mismo que el de la circuncisión: se extirpa el prepucio muy cerrado para evitar infecciones recurrentes.

→ ¿Cómo se puede prevenir?

Para reducir el riesgo de balanitis, puedes aplicar las medidas de higiene habituales:

- **Cambia regularmente el pañal de tu hijo** para evitar el contacto prolongado con la orina o las heces.
- **Lávale a diario** con un jabón no irritante.
- **No le fuerces el prepucio hacia atrás**. El hecho de que el prepucio esté cerrado (lo que se denomina fimosis, ver página siguiente) es normal hasta los 6 años. Si intentas forzarlo, corres el riesgo de hacerle más mal que bien.

Problemas con el prepucio

Tienes un niño en casa y estás perdido. Entre los consejos de la abuela, de tus amigos y de la tía Nati sobre retirar o no la piel del prepucio, ya no sabes qué hacer. ¿Te ayudo?

→ ¿Qué es el prepucio?

Es **el pequeño pliegue de piel que recubre el glande** y que suele preocupar a muchos padres porque está muy cerrado durante los primeros años.

→ ¿Y la fimosis?

Hablamos de **fimosis** cuando la punta del prepucio es demasiado estrecha e impide que sobresalga el glande. Es del todo normal tener fimosis desde el nacimiento hasta los 5-6 años. Con el crecimiento del pene y las erecciones fisiológicas, el prepucio de tu hijo se flexibilizará y permitirá gradualmente que salga el glande.

¿Es grave, doctor?

Antes, se intentaba retirar la piel del prepucio lo antes posible, pero las recomendaciones han cambiado. ¡Hay que dejar en paz a las pililas! Y, sobre todo, no tirar NUNCA bruscamente hacia atrás para evitar una situación grave.

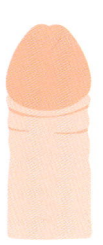

PENE CON EL PREPUCIO RETIRADO

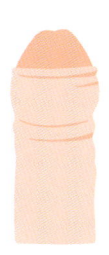

PENE CUANDO EL PREPUCIO EMPIEZA A RETIRARSE

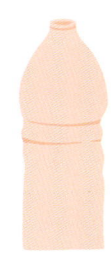

PENE CON EL PREPUCIO CERRADO (FIMOSIS)

→ ¿Hay que retirar la piel?

¡Manos quietas! Deja en paz ese trocito de piel o podrías correr varios riesgos:

- Primer riesgo: **la parafimosis.** Si haces fuerza al retirar el prepucio, podrías estrangular el glande y no poder devolver el prepucio a su posición normal. ¡Corre a urgencias!

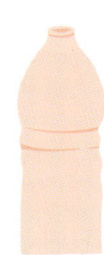
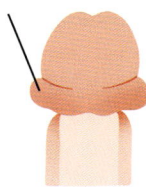

Prepucio atrapado bajo el glande, formando un torniquete.

PENE CON EL PREPUCIO CERRADO (FIMOSIS)

PENE CON PARAFIMOSIS

- Segundo riesgo: al tirar del prepucio pueden producirse **grietas** que, al cicatrizar, podrían estrechar aún más el prepucio.

→ ¿Cuándo hay que hacer algo?

¡Hay que dejar que la naturaleza siga su curso! Solo debes preocuparte si:

- Es imposible retirar el prepucio hacia los 5-6 años.
- Hay balanitis recurrente (ver la ficha «Pene rojo», pág. 120) o dificultad para orinar.
- Hay parafimosis.

→ ¿Cómo se trata?

Si no es posible echar hacia atrás el prepucio alrededor de los 5-6 años, tu médico te recetará una crema a base de corticoides que deberás aplicar diariamente sobre el prepucio durante al menos 6 semanas, lo que ayudará a ablandarlo. Puedes animar a tu hijo a que intente bajar la piel del prepucio con regularidad en la ducha, sin forzar nunca.

→ ¿Y si sigue igual a pesar de la crema?

En ese caso, el pediatra os remitirá a un cirujano pediátrico, que tal vez decida practicarle una postectomía, más conocida como circuncisión. Esta operación consiste en extirpar el extremo del prepucio que está demasiado cerrado.

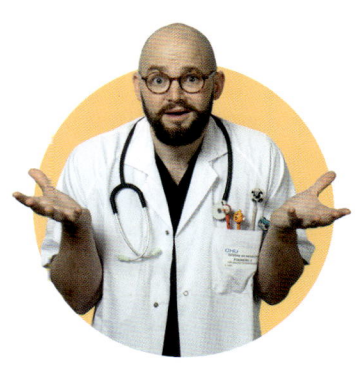

Quédate con esto: ¡deja la pilila de tu hijo en paz!

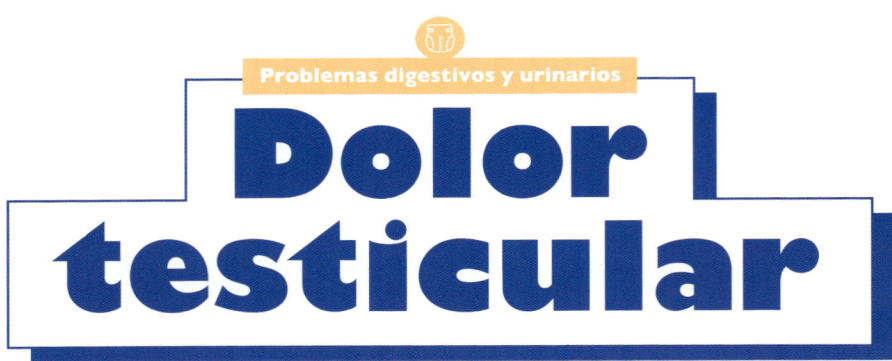

Dolor testicular

Tu hijo viene a decirte que le duele ahí abajo.
¿Camina con las piernas separadas como Lucky Luke?
Hay que descartar una urgencia: la torsión testicular.

→ ¿Qué es una torsión?

Los testículos están suspendidos por lo que se conoce como **«cordón espermático»,** por el que pasan varios conductos pequeños, como venas y arterias, que los mantienen con vida. En caso de golpe, o por un simple movimiento, o a veces sin ningún desencadenante conocido, este cordón se retuerce sobre sí mismo y... ¡ay!

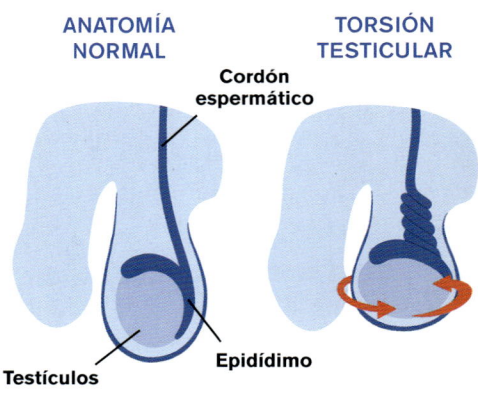

ANATOMÍA NORMAL

TORSIÓN TESTICULAR

Cordón espermático

Epidídimo

Testículos

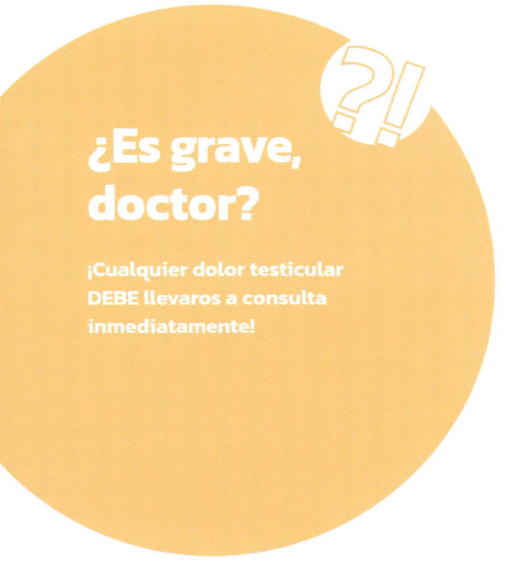

¿Es grave, doctor?

¡Cualquier dolor testicular DEBE llevaros a consulta inmediatamente!

→ ¿Quién puede sufrir una torsión?

La proporción es de aproximadamente **1 de cada 4000 niños.** Y lo siento, señores, ¡pero puede ocurrir a cualquier edad! El pico de frecuencia se da en la pubertad, entre los 12 y los 15 años, justo la edad en la que no se suele decir que esa zona duele. O prefieren decir: «Mamá, papá, me duele mucho la tripa». Así pues, ¡hay que prestar atención a los supuestos dolores abdominales!

→ ¿Cómo saber si mi hijo tiene una torsión testicular?

El cuadro típico es un **dolor que aparece repentinamente** y resulta insoportable. Tu hijo puede decir el momento preciso en el que empezó el dolor. Suele aparecer al despertarse o después de ducharse, pero en realidad puede ocurrir en cualquier momento. A veces va acompañado de náuseas, vómitos, hinchazón del testículo, es imposible tocarlo e incluso presenta dificultades para caminar.

→ ¿Cuál es el tratamiento?

Si presenta los síntomas típicos, no será necesario hacer más pruebas (como una ecografía, por ejemplo). No debes perder tiempo: se aconseja acudir cuanto antes a urgencias, donde el cirujano decidirá si hay que operar. Cuanto antes se tome la decisión, menor será el riesgo de que el testículo resulte dañado.

→ ¿Cómo puede evitarse?

Desgraciadamente, no hay una forma real de evitarlo. Lo importante es saber reaccionar cuando aparece el dolor y tomarse en serio este síntoma.

→ Y si no es una torsión, ¿qué es?

Cuidado, por ejemplo, con los episodios de **torsión de resolución espontánea:** el dolor es repentino, dura unos minutos y luego se pasa solo. No debe tomarse a la ligera y hay que acudir al médico. Hay otras patologías que pueden causar dolor testicular:

- **La torsión de hidátide** se diferencia de la torsión testicular en que no es el cordón espermático el que se tuerce, sino un pequeño resto embrionario que hay en la parte superior del testículo. Cuando esto ocurre, el dolor es menos intenso que el de la torsión testicular. Y no hay riesgo para el testículo en este caso, ya que este resto no tiene ningún papel en la función testicular.

- **La orquiepididimitis** es una inflamación de una parte del testículo y del epidídimo. El dolor se desarrolla gradualmente, con signos urinarios.

En todos los casos, es difícil establecer un diagnóstico sin un examen clínico preciso. Resumiendo, cualquier dolor testicular debe llevarte al médico, sobre todo si es de aparición repentina.

¡Cualquier dolor testicular debe consultarse rápidamente!

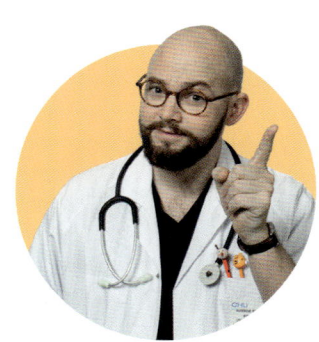

Vulva enrojecida

Tu hija se queja al orinar, tiene la vulva enrojecida y llora cuando se limpia. ¿Y si tiene vulvitis?

→ ¿Qué es la vulvitis?

La vulvitis es una inflamación de la vulva. Está causada por la irritación de la mucosa y puede ser extremadamente dolorosa. Además de ardor o picor, puede haber un pequeño flujo vaginal o supuración aso–ciada. A la exploración, la vulva puede estar enrojecida en mayor o menor medida. No se trata de una micosis, que es excepcional antes de la pubertad.

→ ¿Por qué se produce?

En las niñas, la mucosa vulvar es extrema–damente fina, frágil y está directamente expuesta a los elementos externos. Ade–más, la distancia entre la vulva y el ano es mínima a esta edad, y esta proximidad favorece la **contaminación por gérmenes digestivos.** Otros factores que contribuyen a ello son el estreñimiento, las lombrices, el sobrepeso, etc.

→ ¿Cómo se trata?

Mediante una simple limpieza diaria o incluso dos veces al día con agua y jabón. Evita los jabones y toallitas perfumados. El pediatra podría recetar un tratamiento antiparasitario (ver «Picor en el culete». pág. 132), ya que las lombrices pueden ser una de las causas de la vulvitis. El estre–ñimiento (ver pág. 112) también suele aso–ciarse a la vulvitis.

Pero no te preocupes, ¡no es nada grave! Para resumir:

- Cuando vaya al baño, asegúrate de que **tu hija se limpia de delante hacia atrás** y de que siempre se lava las manos antes y después. Elige papel higiénico blanco y sin perfume.

¿Es grave, doctor? ?!

Común, benigna y a menudo recurrente, la vulvitis afecta sobre todo a niñas de entre 3 y 6 años, especialmente cuando ya han aprendido a ir al baño. ¡Que no cunda el pánico! En la mayoría de los casos es pasajero.

- En el baño o la ducha, **evita utilizar guantes de baño y toallitas húmedas.** Para la higiene de las partes íntimas, utiliza solo agua. Después de enjabonar el cuerpo, aclárale la zona íntima con agua. Seca sin frotar con la toalla, dándole toques.
- En cuanto a la ropa, **opta por ropa interior de algodón** y no hagas que tu hija lleve prendas demasiado ajustadas. Evita el uso de detergentes fuertes y suavizantes.

⇀ ¿La tendrá el resto de su vida?

Es probable que la vulvitis solo dure durante la infancia. Los episodios disminuyen con el crecimiento de la región pélvica y el inicio de la pubertad. En ese momento, la mucosa vulvar se vuelve más gruesa, los labios menores proporcionan una protección eficaz y el himen está más alejado del ano. En caso de recidiva, el médico puede tomar una muestra de la piel para buscar bacterias que deban tratarse.

¿Y si es micosis vulvar?

En la pubertad, las chicas pueden sufrir micosis vulvar, una infección fúngica de la vulva y la vagina. Los síntomas son picor, ardor, enrojecimiento y flujo vaginal anormal. Los factores que pueden provocar esta infección fúngica son el uso reciente de antibióticos, un sistema inmunitario debilitado, desequilibrios hormonales, embarazo y diabetes. El tratamiento puede incluir antifúngicos en forma de crema u óvulos. Además de la medicación, es aconsejable mantener una buena higiene íntima, llevar ropa interior de algodón y optar por ropa holgada.

Evita los geles de ducha perfumados, que pueden resultar agresivos para la piel sensible. ¡Opta por productos hipoalergénicos!

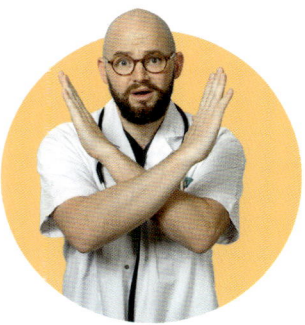

Infección urinaria

¿Tu hijo se queja o incluso llora al hacer pis, te dice que le escuece e incluso evita orinar? Hummm… ¡parece una infección!

→ ¿Qué es una infección urinaria?

Existen dos tipos de infecciones:

- **Cistitis:** es la más conocida y está causada por una infección bacteriana de la vejiga. Es muy poco frecuente antes de dejar los pañales, pero puede aparecer más fácilmente cuando aprenden a ir al baño. No provoca fiebre. No es grave ni requiere una visita a urgencias; basta con pedir hora con el pediatra.

- **Pielonefritis:** es una infección de la vejiga y los riñones causada por bacterias. Por definición, se trata de una infección urinaria con fiebre. Requiere una visita a urgencias.

→ ¿Cómo reconocerla?

Si el niño ya habla es más sencillo. Notará síntomas al orinar, como ardor o dolor en el bajo vientre. La orina puede ser más oscura y oler más fuerte, pero esto no es sistemático.

En caso de pielonefritis, tu hijo puede sentir dolor en la parte baja de la espalda. Pero, sobre todo, tendrá fiebre. Si un lactante presenta fiebre sin causa conocida o si la tolera mal, hay que sospechar pielonefritis.

Si crees que tiene una infección urinaria y tu hijo no tiene fiebre, acude al médico, que le hará un análisis de orina con una tira reactiva o le prescribirá una prueba en el laboratorio. Si la tira reactiva da positivo, ¡es cistitis! En ese caso recetará antibióticos.

¿Es grave, doctor?

Una infección urinaria sin fiebre no es grave. Pero si va acompañada de fiebre debe tomarse más en serio, ya que puede dañar el riñón si no se trata a tiempo. Así pues, ¡no te la tomes a la ligera!

Si sospechas que es infección urinaria y tu hijo sí que tiene fiebre, acude a urgencias, donde también le harán un análisis de orina con una tira reactiva. Si esta es positiva y hay fiebre, se trata de pielonefritis. Se toma una muestra de sangre y, en función de los resultados, la edad y los antecedentes del niño, le administrarán un tratamiento antibiótico por vía oral o por perfusión. En un plazo de 72 horas se realiza una ecografía renal para asegurarse de que no hay malformaciones en los riñones o en las vías urinarias que puedan provocar una pielonefritis. Pero ¡que no cunda el pánico! En la mayoría de los casos, la ecografía es normal y la infección solo ha sido cuestión de mala suerte. Si se detecta una anomalía en las vías urinarias, un cirujano le hará un seguimiento.

→ ¿Cómo se previene?

Para prevenir una infección urinaria, es aconsejable mantener al niño **bien hidratado, limpiarle o pedirle que se limpie de delante hacia atrás** y no al revés, **cambiarle los pañales con regularidad** y... cruzar los dedos.

→ ¿Y si no es eso?

Si la tira reactiva de orina es negativa, el médico considerará otra causa. ¿Estreñimiento? ¿Lombrices? Consulta la ficha «Estreñimiento» en la pág. 112 o «Picor en el culete» en la pág. 132 para ver si los síntomas coinciden.

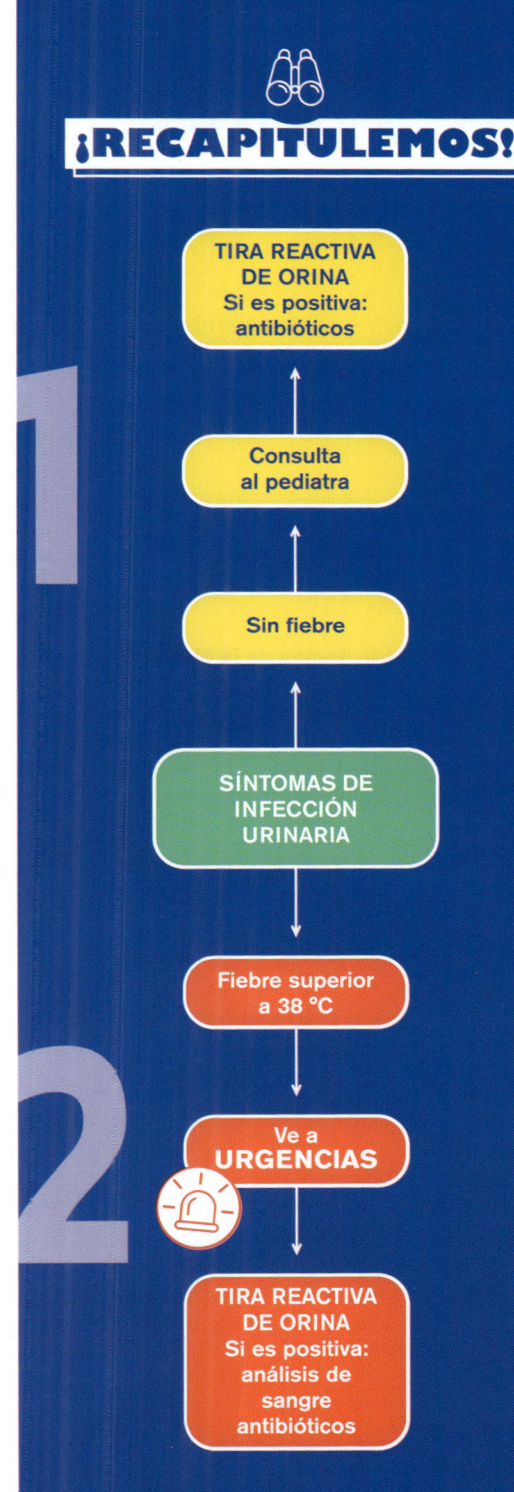

¡RECAPITULEMOS!

TIRA REACTIVA DE ORINA
Si es positiva: antibióticos

↑

Consulta al pediatra

↑

Sin fiebre

↑

SÍNTOMAS DE INFECCIÓN URINARIA

↓

Fiebre superior a 38 °C

↓

Ve a URGENCIAS

↓

TIRA REACTIVA DE ORINA
Si es positiva: análisis de sangre antibióticos

Culete rojo

Estás cambiando a tu bebé, le quitas el pañal como de costumbre y te encuentras con una desagradable sorpresa: ¡tiene el culete rojo como un tomate! Esto sí que no te lo esperabas…

→ ¿Qué es la dermatitis del pañal?

Es una **irritación de la piel de la zona del pañal** causada por pañales mojados o sucios. Si tu hijo tiene la piel sensible, la dermatitis del pañal se produce cuando la orina y las heces entran en contacto con la piel del culito durante demasiado tiempo.

La maceración, la irritación y la fricción favorecen esta inflamación. La dermatitis del pañal es **frecuente entre los 6 y los 12 meses de edad,** y se acentúa cuando los bebés empiezan a sentarse. Esta dermatitis se reconoce por su forma de W, como se ilustra a continuación, porque se encuentra en las zonas que están más en contacto con los pañales, y no en los pliegues, como puede ser la micosis. El enrojecimiento puede ser seco, luego verse húmedo, con pequeños granos, y a veces puede incluso sangrar, dejando la piel en carne viva. Esto puede causar molestias y verdadero dolor a tu bebé.

¿Es grave, doctor?

No solo no es grave, sino que se da con mucha frecuencia. No todos los bebés tienen la misma sensibilidad en la piel, así que no te sientas culpable si al tuyo le pasa más que al de tus amigos.

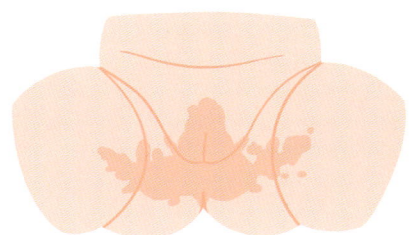

DERMATITIS DEL PAÑAL

⇀ ¿Cómo se trata?

Con estos sencillos consejos, la dermatitis del pañal del bebé debería desaparecer en pocos días:

- **Lava la zona del pañal de tu bebé** con agua y jabón, **aclara y seca** dándole toques con la toalla, sin frotar.
- Puedes ponerle una capa gruesa de **crema hidratante** sin perfume o una crema a base de zinc para favorecer la cicatrización.
- **Evita los polvos y el talco** (se recomendaban en su día, pero deben evitarse porque se maceran en los pliegues), así como las toallitas perfumadas.

⇀ ¿Cómo se puede prevenir?

La mejor forma de evitar este enrojecimiento es cambiar el pañal con frecuencia, sobre todo si tiene diarrea.

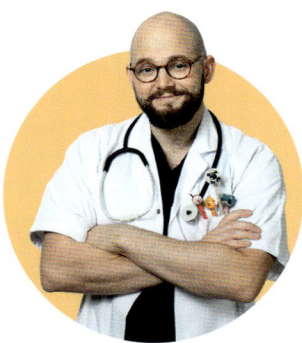

No te sientas culpable, ¡esta dermatitis es muy frecuente!

No confundir con una candidiasis

Hay que comprobar que no sea una **infección por una levadura** llamada *Candida albicans* (ver la ficha «Muguet», pág. 72). En este caso hablamos de candidiasis, y se reconoce por un brote en los pliegues de la ingle o las nalgas, que están de color rojo brillante, agrietados y a veces cubiertos de depósitos blanquecinos. En el caso de una candidiasis del pañal puede verse afectado el resto del tubo digestivo, con muguet en la boca, es decir, una capa blanquecina en la lengua, las encías y las mejillas (de aspecto lechoso) que no desaparece al frotar (con una gasa, por ejemplo).

Si fuera candidiasis, consulta con el pediatra, que te recetará una crema antifúngica o un medicamento antimicótico oral.

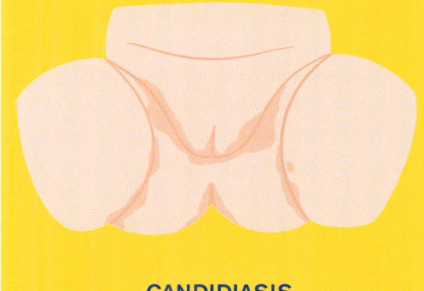

CANDIDIASIS

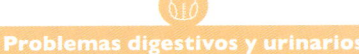

Picor en el culete

Te pasas el día regañando a tu hijo porque se rasca el culete en público… ¿Y si no fuera culpa suya y tuviera lombrices? Esto explicaría esas ganas incontrolables de rascarse. Pobrecito…

→ ¿Por qué se rasca mi hijo el culete?

La principal causa del **prurito anal** (sí, así es como lo llamamos los médicos) es la oxiurosis. Se trata de **una infección causada por un gusanito blanco** que se aloja en el tubo digestivo y pone huevos en el ano. Cuando estos huevos eclosionan producen picor, ¡sobre todo por la noche!

¿Es grave, doctor?

¡No! Es una infección benigna, pero puede resultar molesta en el día a día, porque ya sabemos lo importante que es el sueño para los niños (y también para los padres). El único riesgo real es que se sobreinfecten las lesiones que se hace rascándose. Si tu hijo se rasca con las manos sucias, está dando a unas pequeñas bacterias la oportunidad de introducirse bajo su piel.

→ ¿Qué otros síntomas presenta?

Tal vez tu hijo no duerma bien, esté irritable, tenga dolores abdominales o incluso diarrea. Las niñas pueden notar picor en la vulva.

→ ¿Esos gusanos se ven?

¡Sí! Pueden observarse en las heces, en el pañal, en la ropa interior e incluso alrededor del ano.

→ ¿Cómo se trata?

Una vez hecho el diagnóstico, ya sea porque se han visto los gusanos o con una prueba con cinta adhesiva en el laboratorio (se pega un pequeño trozo alrededor del ano y se observa al microscopio), se trata al paciente y a su entorno (sí, a toda la familia) con un antiparasitario que se toma en dos dosis: la primera cuando se realiza el diagnóstico y la segunda 14 días después.

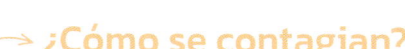 ¿Cómo se contagian?

Se transmiten a través de las manos, la ropa, las toallas... **Los huevos pueden sobrevivir 15 días fuera del cuerpo**. A menudo, el niño se reinfecta solo: se rasca el culete, los huevos se alojan bajo las uñas, luego se lleva las manos o los objetos tocados a la boca ¡y el huevo vuelve al tubo digestivo!

¿Cómo evitar que vuelvan las lombrices?

Esto es lo que puedes hacer para intentar salir de este círculo vicioso:

- **Córtale las uñas** a tu hijo.
- **Lávale las manos** regularmente con agua y jabón.
- **Evita que se lleve las manos a la boca** en la medida de lo posible.
- **Cámbiale la ropa interior,** el pijama y la ropa de cama con frecuencia.

¿Puede contagiarse varias veces?

Lo siento, pero ¡la respuesta es sí! Se trata de una infección no inmunizante, es decir, el organismo no crea defensas contra el parásito. ¡Tendrás que armarte con antiparasitarios!

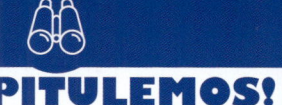

¡RECAPITULEMOS!

```
TU HIJO
SE RASCA
EL CULETE
   │ sí
   ▼
Has encontrado          sí    Háblalo con el
gusanitos blancos  ─────────► médico, que
en el pañal, la               recetará un
ropa interior o las           antiparasitario
heces                         para toda la
   │                          familia
   │ no
   ▼
Pero sigue              sí    Háblalo con el
rascándose       ─────────►   médico, que
mucho el culete               prescribirá una
                              prueba con cinta
                              adhesiva o un
                              antiparasitario
```

¿Se debe desparasitar a los niños para prevenir?

Las recomendaciones actuales no aconsejan administrar antiparasitarios sin síntomas. Así pues, ¡no! ¿Y los remedios de la abuela? ¡Tampoco! Ni las ramitas de menta fresca entre las nalgas ni un diente de ajo a modo de supositorio se recomiendan para matar las lombrices...

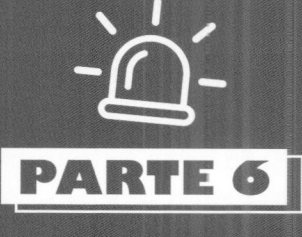

PARTE 6

URGENCIAS

Púrpura

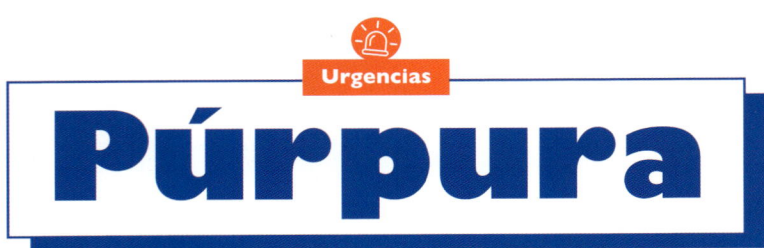

Las erupciones cutáneas suelen asustar mucho a los padres, pero al final muy pocas son graves y urgentes. Solo hay un tipo de erupción que debería hacerte llamar a urgencias inmediatamente: ¡la púrpura! Te explico cómo no pasar por alto estos granos un tanto peculiares.

→ ¿Qué es la púrpura?

La púrpura es un término médico que hace referencia a unas manchas de color púrpura o rojo oscuro que aparecen en la piel. Estas manchas son en realidad pequeñas hemorragias que se producen bajo la piel. La púrpura se produce como resultado de la salida de sangre de unos pequeños vasos sanguíneos llamados capilares. Estas pequeñas manchas pueden tener varias causas, pero las principales son una infección grave, trastornos de la coagulación y, por tanto, dificultad del organismo para detener las hemorragias, o determinadas enfermedades inmunológicas.

→ ¿Cómo se reconoce la púrpura?

La púrpura se reconoce porque es la única erupción que no desaparece al presionarla. Por eso el médico siempre presiona sobre los granitos.

La púrpura no se vuelve blanca: ¡se queda roja! Y para verlo mejor, puedes **presionar los granos con un objeto transparente:** el cristal de las gafas (no de sol, claro) o un vaso, por ejemplo, y verás que cuando dejas de apretar, el grano vuelve a ponerse rojo. Si no es púrpura, el grano se volverá blanco.

¿Es grave, doctor? ?!

¿Le ha salido un grano? No te preocupes, seguramente es inofensivo. Apoya encima un objeto transparente y observa si el grano desaparece puntualmente. Si no lo hace, puede tratarse de púrpura. ¡Vigílalo!

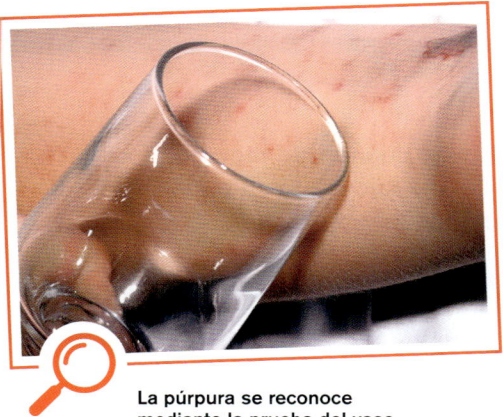

La púrpura se reconoce mediante la prueba del vaso.

→ **¿Cuándo hay que acudir al médico?**

Si tu hijo tiene granos que no palidecen al presionar, probablemente sea púrpura. Llama al 061 o acude a urgencias, sobre todo si también tiene fiebre.

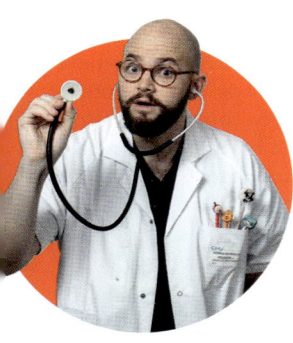

La prueba del vaso ya no tendrá secretos para ti.

¡RECAPITULEMOS!

SI SOSPECHAS QUE ES PÚRPURA
Para comprobar si es púrpura, presiona sobre los granos con un objeto transparente.

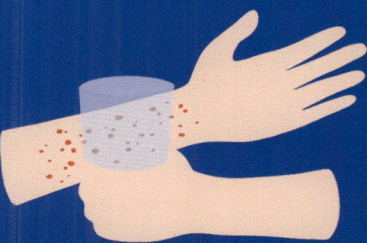

Si el grano no se pone blanco

Llama al 061 o acude a URGENCIAS

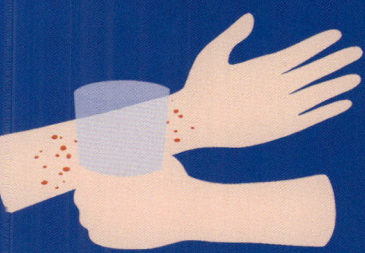

Si el grano se pone blanco

Vale, puedes relajarte

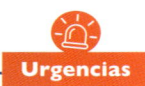
Atragantamiento

Tu hijo está mordisqueando algo cuando, de repente, empieza a toser y a toser y se pone rojo como un tomate. Puede que se esté atragantando. ¿Cómo hay que actuar?

→ ¿Cómo reconocer una tos efectiva?

Una tos efectiva es **una tos ruidosa,** con una **reanudación eficaz de la inspiración;** los labios o las extremidades no están azules. El objeto o el alimento obstruyen el paso del aire pero no lo impiden completamente. Si la tos es efectiva, pon a tu hijo en la posición en la que se sienta mejor. Evita golpearle en la espalda, ya que esto podría hacer que el cuerpo extraño descendiera. En vez de eso, anímale a toser.

→ ¿Cómo reconocer una tos inefectiva?

Una tos inefectiva es **una tos poco ruidosa;** el niño no puede volver a inhalar eficazmente, presenta los labios o las extremidades azules y es incapaz de hablar. El objeto o el alimento obstruyen completamente las vías respiratorias. Si la tos es o se vuelve inefectiva, sigue estos pasos:

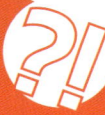

¿Es grave, doctor?

Mírale rápidamente dentro de la boca. Si ves un cuerpo extraño, solo si puedes verlo, intenta sacarlo con el dedo en forma de gancho. Pero evita hacerlo a ciegas, ya que corres el riesgo de empujarlo hacia la garganta y agravar la situación. El error que hay que evitar (pero te aseguro que todos lo hemos cometido alguna vez) es golpearle en la espalda cuando presenta una tos efectiva.

- **Dale cinco golpes en la espalda,** entre los omoplatos.

- Si tu hijo no recupera una tos efectiva, **hazle cinco compresiones** con el puño **en la boca del estómago,** poniéndote detrás de él.

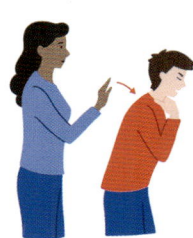

- **Alterna cinco golpes en la espalda con cinco compresiones en la boca del estómago** hasta que recupere la tos efectiva o salga el cuerpo extraño.

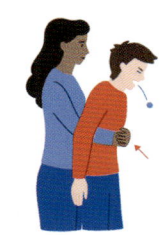

→ ¿Y con un bebé?

¡Cuidado! Si se trata de un bebé (menor de 1 o 2 años, según la complexión del niño), las maniobras son diferentes:

- Dale golpes en la espalda, pero colócalo **boca abajo sobre tu antebrazo,** con la cabeza más baja que el resto del cuerpo.

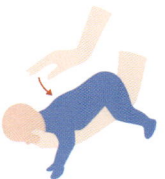

- Haz una compresión torácica (no en la boca del estómago) colocando al bebé **de espaldas en tu antebrazo.**

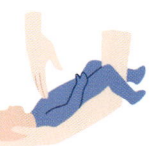

Si tu bebé ha dejado de toser pero no has visto que le salga nada de la boca, consulta a un médico. El cuerpo extraño puede estar alojado en las vías respiratorias, más abajo. ¡Es una urgencia!

Si tu bebé se ha desvanecido, consulta la ficha «Desmayo», pág. 146.

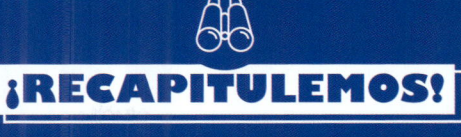

¡RECAPITULEMOS!

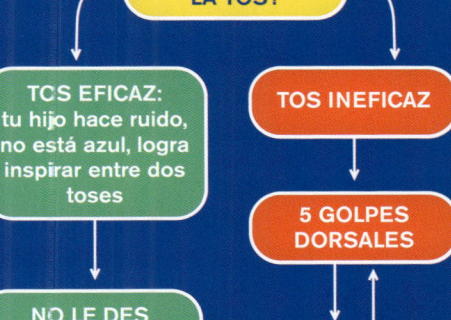

¿CÓMO ES LA TOS?

TOS EFICAZ: tu hijo hace ruido, no está azul, logra inspirar entre dos toses

TOS INEFICAZ

5 GOLPES DORSALES

NO LE DES GOLPES EN LA ESPALDA, dile que tosa y vigílalo

5 COMPRESIONES EN LA BOCA DEL ESTÓMAGO

ALTERNA hasta que la tos sea efectiva o expulse el cuerpo extraño

¿Cómo prevenir un atragantamiento?

Evita que tus hijos jueguen con juguetes pequeños que no sean adecuados para su edad. No dejes cacahuetes al alcance de un bebé que empieza a andar. Corta las salchichas a lo largo.

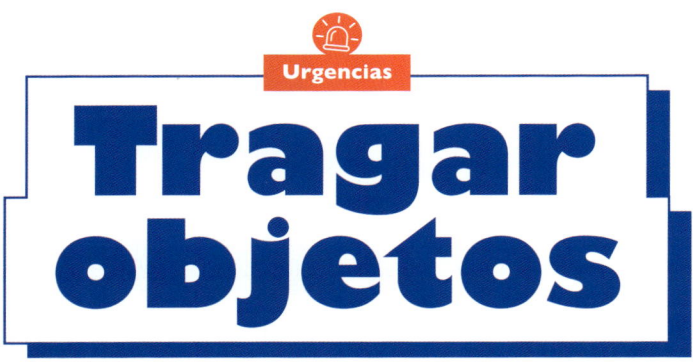

Tragar objetos

Tu hijo está jugando tranquilamente con sus juguetes o con cositas que encuentra por ahí cuando… ¡ay! En un momento de distracción, ¡tu ojito derecho se ha tragado algo!

→ ¿Qué hay que hacer?

- **Si tu hijo ya no respira,** consulta la ficha «Atragantamiento», pág. 138.
- **Si tu hijo tose,** puede que el objeto esté en el conducto equivocado. Ve a la ficha «Atragantamiento», pág. 138.
- **Si tu hijo no tose y respira con normalidad,** probablemente el objeto ha pasado al esófago (el conducto que lleva al estómago).

El problema es que un objeto que acabe en el esófago puede resultar peligroso para el tubo digestivo. Ya sea por reacciones químicas (por las pilas, por ejemplo), por bordes afilados (agujas, imperdibles) o por el tamaño del objeto (un niño muy pequeño que se traga un objeto grande, por ejemplo).

→ Algunas cosas que conviene saber

Las pilas de tipo botón pueden parecer inofensivas, ¡pero son muy peligrosas! **Si tu hijo se traga una pila de botón,** podría quedarse pegada en el esófago y necrosar la pared debido a la reacción química que genera. Ten cuidado de no dejar objetos al alcance de su mano que contengan pilas de botón (llave del coche, mando a distancia, juguetes que no estén bien cerrados…) y, si tienes la más mínima duda de que ha podido tragarse una, ¡corre a urgencias!

Si tu hijo se ha tragado un cristal o una piedra, la gravedad dependerá del tamaño, de si tiene o no bordes afilados y de los síntomas que presente. En caso de cuerpos extraños, lo mejor es acudir a urgencias. Le harán una radiografía para comprobar dónde está el objeto:

- Si está atascado en el esófago, intentarán retirarlo.
- Si ya ha pasado al estómago, la forma de actuar dependerá del tipo de objeto (si corta o es peligroso, hay que plantearse su extracción).

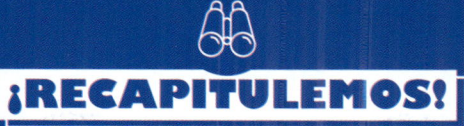

¡RECAPITULEMOS!

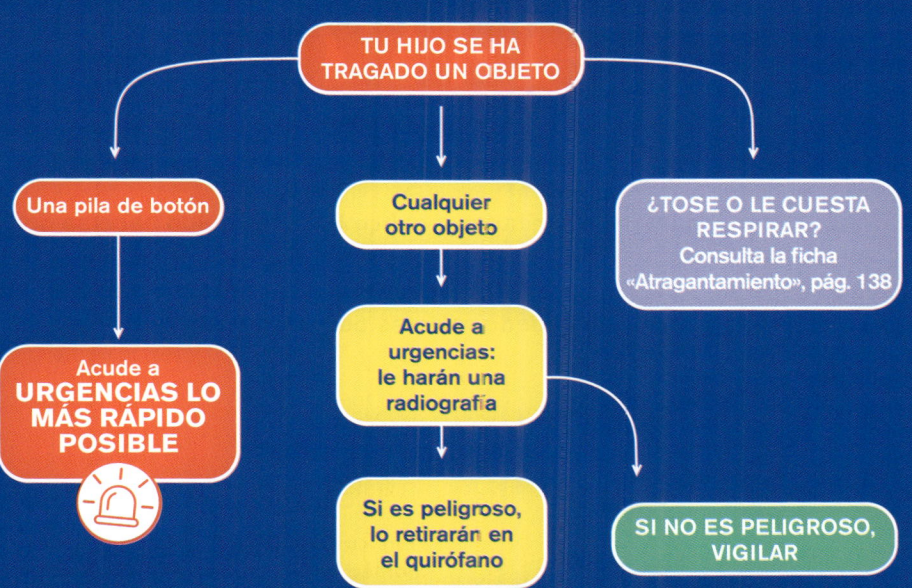

TU HIJO SE HA TRAGADO UN OBJETO

- Una pila de botón
  - Acude a **URGENCIAS LO MÁS RÁPIDO POSIBLE**

- Cualquier otro objeto
  - Acude a urgencias: le harán una radiografía
    - Si es peligroso, lo retirarán en el quirófano
    - SI NO ES PELIGROSO, VIGILAR

- ¿TOSE O LE CUESTA RESPIRAR? Consulta la ficha «Atragantamiento», pág. 138

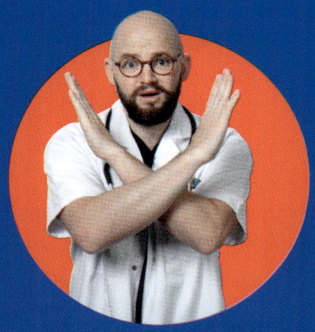

¡Nunca dejes pilas de botón al alcance de tu hijo!

Ingestión de productos nocivos

Te das la vuelta un par de minutos y tu hijo ha conseguido hacerse con una botella de un producto nocivo (de uso doméstico, de bricolaje…). Corres hacia él, pero ya es tarde: ha bebido un trago. Tienes razón, hay que preocuparse, pues puede volverse peligroso rápidamente.

→ ¿Qué productos peligrosos hay en casa?

Ten cuidado con todos los productos domésticos: pastillas para el lavavajillas o cápsulas de detergente, suavizante, alcohol doméstico, desincrustante... Vigila también productos de bricolaje como pegamento, aguarrás, ácidos de todo tipo... Todos estos líquidos son nocivos y **pueden causar graves problemas de salud si se ingieren.**

→ ¿Qué hacer en caso de ingestión?

Si tu hijo ha ingerido accidentalmente un producto doméstico, se recomienda lo siguiente:

- Aleja la botella, y **enjuaga inmediatamente** la boca de tu hijo y la piel que haya estado en contacto con el producto.

¿Es grave, doctor?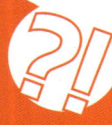

Sí, es algo que hay que tomarse en serio. Si se ingieren, este tipo de productos pueden quemar el tubo digestivo, los labios, la lengua, el esófago y el estómago del niño. Estas quemaduras pueden ir desde una simple inflamación hasta una necrosis digestiva, dependiendo del producto y de la cantidad ingerida.

¿Cómo evitar accidentes?

- **Guarda los productos fuera del alcance de los niños,** ya sea en un lugar alto o en un armario cerrado con llave.
- **No cambies de botella los productos.** Tu hijo podría confundir esa botella con una de agua. Además, las botellas originales a menudo son más difíciles de abrir que una normal y, en caso de ingestión, no sabrás la composición del producto, y eso es una información vital que te preguntarán después.

- **No le provoques el vómito.** Si el producto cáustico vuelve a pasar por el tubo digestivo en sentido contrario podría agravar las lesiones.
- **No le des nada de beber.** El contacto del agua con determinados productos podría crear espuma y aumentar el riesgo de vómitos.
- **Llama al servicio de información toxicológica.** Te preguntarán la edad y el peso de tu hijo, te pedirán que les leas la etiqueta del producto y les indiques la cantidad ingerida, y que describas los síntomas que presenta.

→ ¿Qué pruebas le harán?

El servicio de toxicología te dará las primeras instrucciones. En muchos casos os enviarán a urgencias para que examinen a tu hijo. En función del producto ingerido, tal vez lo sometan a una fibroscopia (una cámara que introducen en el tubo digestivo) para visualizar posibles lesiones.

¡RECAPITULEMOS!

TU HIJO HA INGERIDO UN PRODUCTO NOCIVO

↓

Aleja la botella

↓

Enjuaga la boca Y LA PIEL de tu hijo

↓

Llama al servicio de información toxicológica: 91 562 04 20

¡TE TOCA!

Una cuarta parte de los accidentes domésticos se producen en la cocina y los más afectados son los niños de entre 1 y 4 años.

EN ESTA ESCENA SE ESCONDEN SIETE PELIGROS. ¿Puedes encontrarlos?

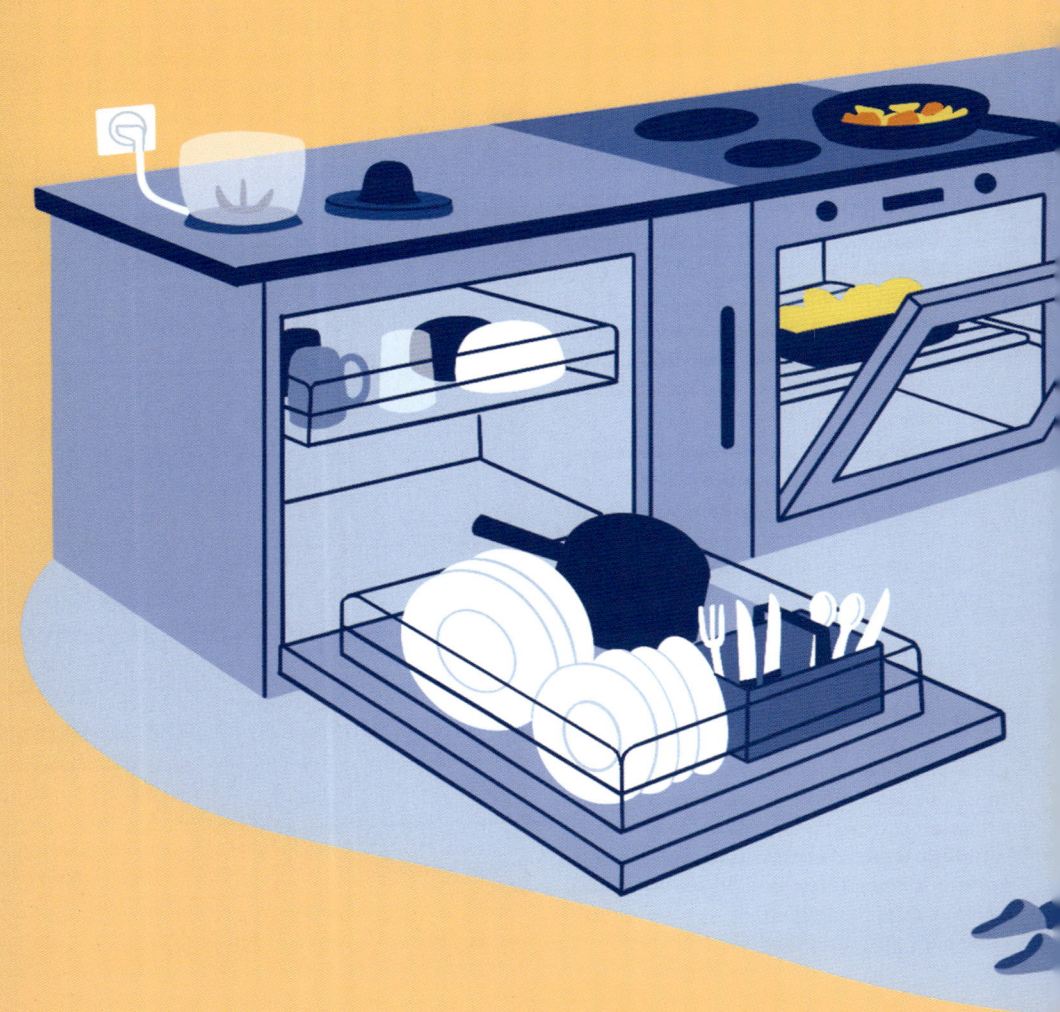

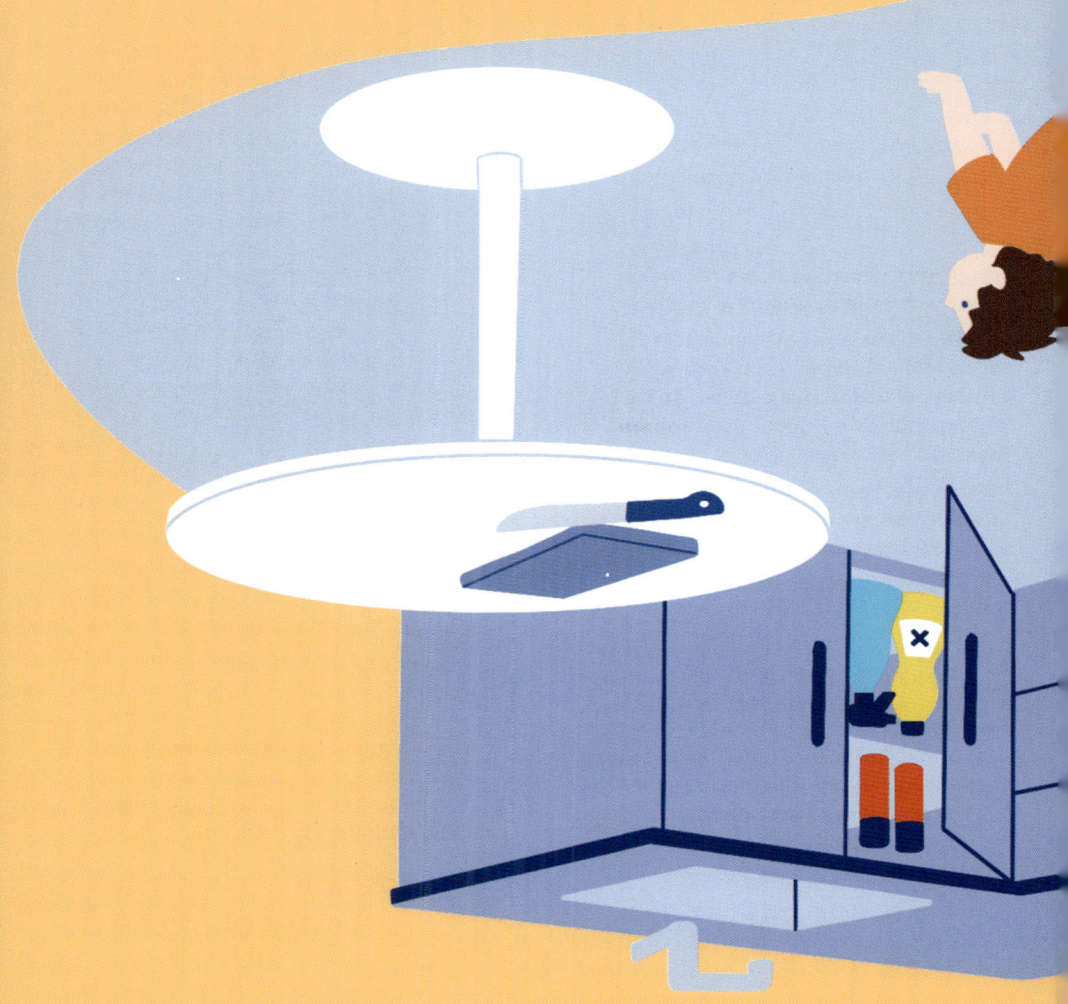

SOLUCIONES

1) **HORNO ABIERTO:** ¡cuidado, es fácil quemarse!

2) **LAVAVAJILLAS ABIERTO:** una mala caída sobre los cubiertos puestos hacia arriba y acaba seguro con puntos de sutura.

3) **SARTÉN EN EL FUEGO CON EL MANGO A SU ALCANCE:** tu hijo podría quemarse si se le cae encima. Recuerda girar el asa hacia la pared para evitar que la alcance.

4) **PRODUCTOS DOMÉSTICOS ACCESIBLES:** guárdalos fuera del alcance de tu hijo, ya que podría ingerirlos.

5) **CUCHILLO A SU ALCANCE:** ya te lo ves venir, la escena del crimen con sangre por todas partes. ¡Acuérdate de guardar los utensilios afilados!

6) **PICADORA ABIERTA Y ENCHUFADA:** y antes de que te des cuenta, dos dedos menos en la mano de tu vástago.

7) **NIÑO SOLO** en la cocina: vigilarlo es el consejo por excelencia para mantener a tu hijo seguro.

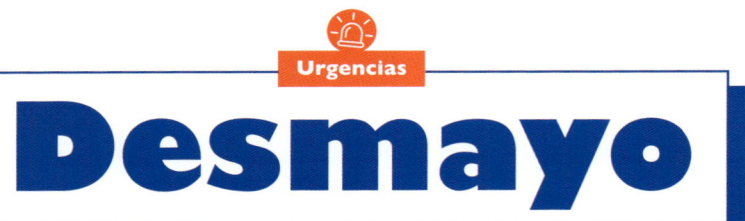

Desmayo

De repente ya no oyes a tu hijo jugar y, cuando corres a buscarlo, lo encuentras inconsciente en el suelo. ¡Aquí tienes unos consejos de primeros auxilios!

→ ¿Cómo reconocer una parada cardiaca?

Verás que tu hijo **no responde a los estímulos.** Por ejemplo, acaba de atragantarse y se cae al suelo, o estaba sin vigilancia y te lo encuentras inconsciente en la piscina.

¿Es grave, doctor?

Un desmayo grave que conlleve parada cardiaca es muy poco frecuente en niños, por lo que hay muy pocas probabilidades de que un día te enfrentes a uno. Las principales causas de parada cardiaca en los niños son los problemas respiratorios: ahogamiento, bronquiolitis grave, atragantamiento, etc.

→ ¿Qué debo hacer?

Si sois dos, uno tiene que llamar al 061 mientras el otro realiza los primeros auxilios. Si estás solo, hazle los primeros auxilios y llama al 061 después de las primeras insuflaciones.

- **Coloca a tu bebé o niño boca arriba y estimúlalo:** frótale los brazos, pídele que te apriete la mano y llámalo por su nombre.
- Si no responde, comprueba si respira:
  - Para ello, **comprueba que no tiene cuerpos extraños en la boca** o la garganta. Si ves alguno, intenta extraerlo.
  - A continuación, **despeja sus vías aéreas** inclinando su cabeza ligeramente hacia atrás (posición neutra antes del año de edad y ligeramente hiperextendida para los más mayores).
  - Acércale el oído a la boca y, durante unos segundos, **practica el VER/ESCUCHAR/SENTIR:**

    ¿Veo elevarse el pecho?

    ¿Escucho la respiración?

    ¿Noto el aire?

- Si la respuesta a estas preguntas es negativa, **practica cinco insuflaciones boca a boca:**

  - si el niño es mayor, hazle el boca a boca tapándole la nariz con el índice y el pulgar.
  - en el caso de un bebé, abárcale la boca y la nariz con tu boca y sopla.

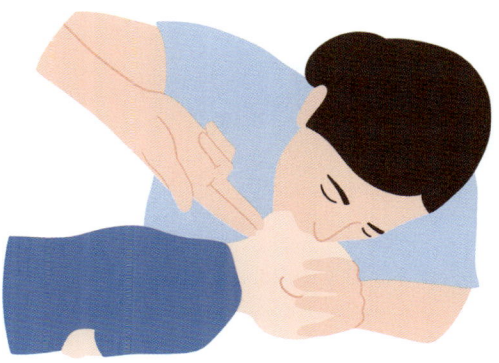

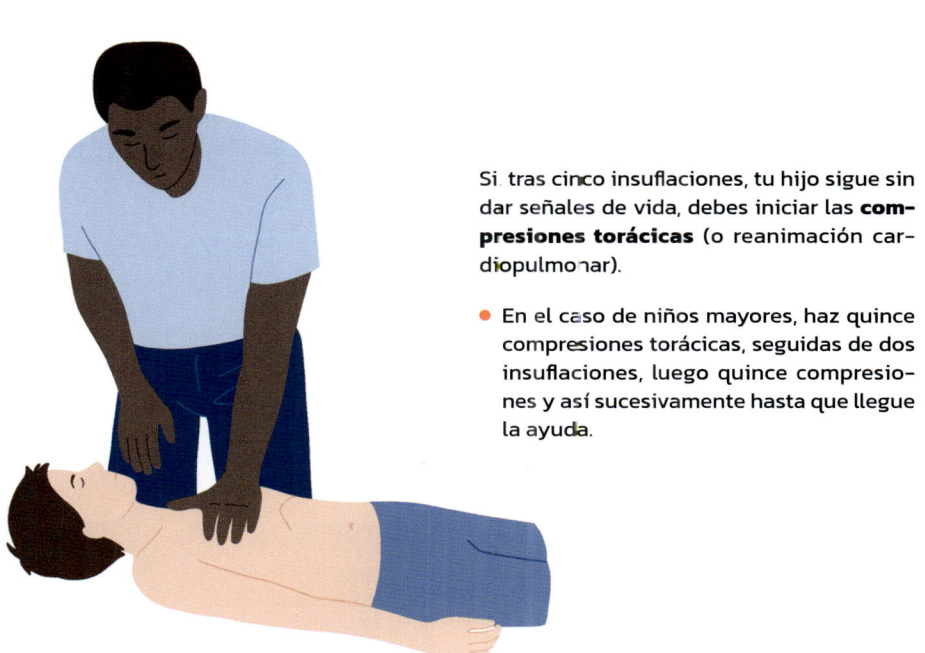

Si, tras cinco insuflaciones, tu hijo sigue sin dar señales de vida, debes iniciar las **compresiones torácicas** (o reanimación cardiopulmonar).

- En el caso de niños mayores, haz quince compresiones torácicas, seguidas de dos insuflaciones, luego quince compresiones y así sucesivamente hasta que llegue la ayuda.

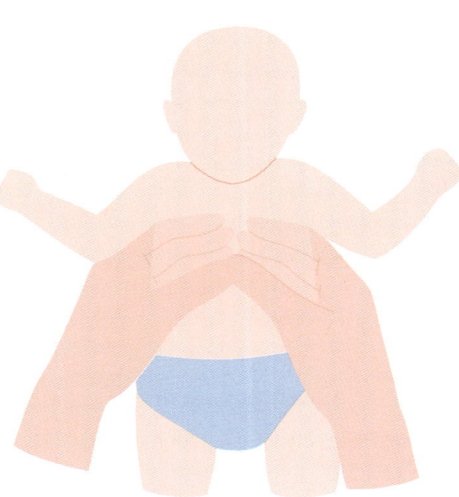

- En los bebés, las compresiones se realizan sujetándolo por el pecho y presionando con los dos pulgares en el centro del tórax, entre los pezones.

Si tu hijo se despierta, ponlo en PLS (posición lateral de seguridad, ver la ficha «Convulsiones», pág. 149).

¡RECAPITULEMOS

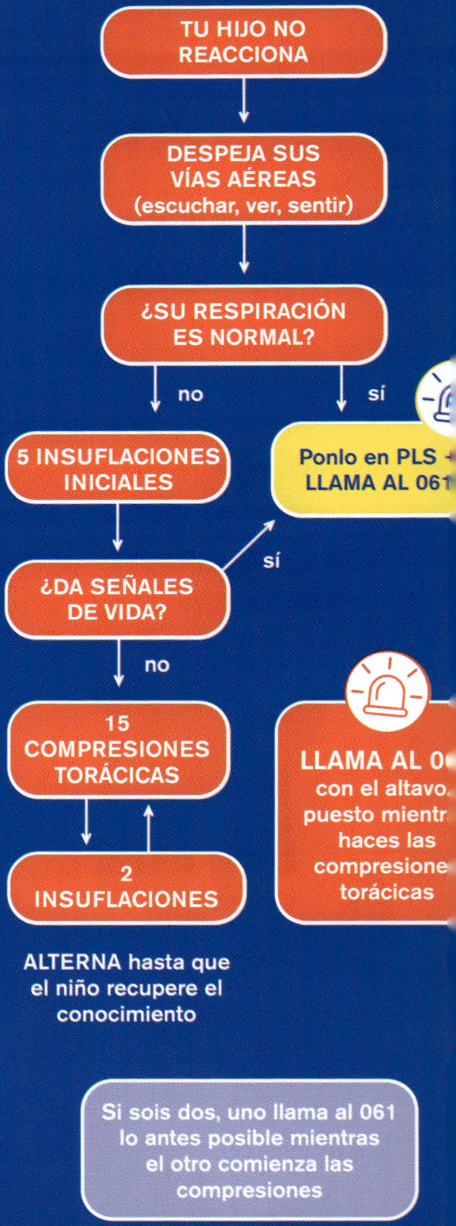

TU HIJO NO REACCIONA

↓

DESPEJA SUS VÍAS AÉREAS
(escuchar, ver, sentir)

↓

¿SU RESPIRACIÓN ES NORMAL?

no ↓   sí ↓

5 INSUFLACIONES INICIALES   **Ponlo en PLS + LLAMA AL 061**

↓

¿DA SEÑALES DE VIDA?

sí →

no ↓

15 COMPRESIONES TORÁCICAS   **LLAMA AL 0.. con el altavo. puesto mientr. haces las compresione. torácicas**

↓ ↑

2 INSUFLACIONES

ALTERNA hasta que el niño recupere el conocimiento

Si sois dos, uno llama al 061 lo antes posible mientras el otro comienza las compresiones

Convulsiones

Tu hijo tiene fiebre, está postrado en cama y, de repente, ¡se pone en modo vibración! Tiembla de la cabeza a los pies y ya no responde a tus preguntas. Probablemente está teniendo lo que se conoce como convulsiones febriles (debidas a la fiebre).

→ ¿Qué es una convulsión febril?

Cuando un niño tiene fiebre, principalmente entre 1 y 5 años, si la temperatura sube o baja demasiado deprisa, el cerebro puede experimentar **una especie de desconexión.** Esta desconexión provoca una pérdida de contacto con el niño, que puede quedarse con la mirada perdida o los ojos en blanco.

Luego quizá empiece a temblar por todo el cuerpo, babear o incluso orinarse. Es lo que se conoce como «crisis febril».

Tras las convulsiones (que no deben durar más de 15 minutos), el niño entrará en un periodo de sueño bastante profundo, de 10 a 15 minutos. Después volverá a la normalidad.

→ ¿Es una urgencia?

Una convulsión febril siempre requiere un **examen médico.** La gran mayoría de las crisis febriles son simples, lo que significa que:

- La crisis ha durado menos de 15 minutos.
- Tu hijo no tiene problemas de salud neurológicos conocidos.
- Ha convulsionado todo el cuerpo y no solo en un lado.
- Vuelve a un estado completamente normal después.
- Y no se repite en el mismo día.

En ese caso no hay que asustarse, probablemente sea del todo benigno.

Si tu hijo presenta síntomas de una crisis más compleja, el médico realizará diversas pruebas (análisis de sangre, escáner...).

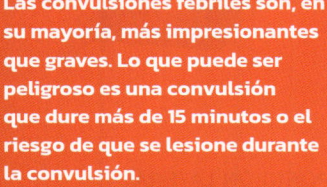

¿Es grave, doctor?

Las convulsiones febriles son, en su mayoría, más impresionantes que graves. Lo que puede ser peligroso es una convulsión que dure más de 15 minutos o el riesgo de que se lesione durante la convulsión.

¿Cómo reaccionar?

- No entres en pánico (sí, lo sé, es fácil decirlo).
- Pon a tu hijo en un lugar seguro. Por ejemplo, no lo dejes en la bañera o junto a una escalera.
- No lo sujetes para que deje de temblar ni le metas nada en la boca.
- Mira la hora para ver cuánto dura la crisis (será útil para el médico).
- En cuanto tu hijo esté en un lugar seguro, llama al 061 para pedir ayuda.
- En cuanto deje de temblar, pon a tu hijo en PLS (posición lateral de seguridad): si es pequeño, túmbalo de lado en tus brazos. Si es mayor, túmbalo de lado en el suelo, como se muestra a continuación.

¿Cómo puede evitarse?

Lamentablemente, **no existe ningún tratamiento** para evitar una convulsión febril, salvo en los raros casos de convulsiones frecuentes, en los que un especialista puede prescribir un antiepiléptico. Ni siquiera el paracetamol previene las crisis (¡en contra de lo que suele creerse!). Estas convulsiones se deben a la inmadurez del cerebro a esta edad. No obstante, evita los baños a una temperatura inferior a la corporal y evita poner paños húmedos en el cuerpo cuando el niño tenga fiebre. Otra falsa idea muy extendida: no es la fiebre alta la que provoca convulsiones, por lo que una temperatura de 40 °C no es peor que una de 38 °C. Más bien son los cambios rápidos de temperatura los que entrañan riesgo.

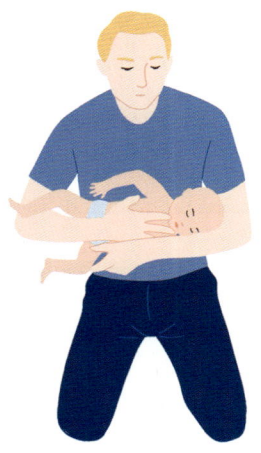

**POSICIÓN LATERAL
DE SEGURIDAD EN LOS BEBÉS**

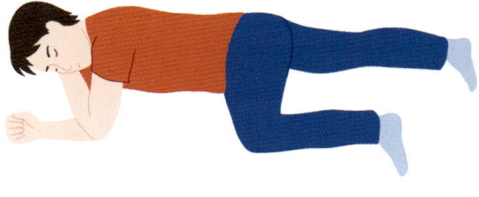

**POSICIÓN LATERAL
DE SEGURIDAD EN LOS MÁS MAYORES**

→ ¿Le quedarán secuelas a mi hijo?

¡De ninguna manera! Las convulsiones febriles simples no conllevan ninguna complicación. Pueden repetirse en tres de cada diez niños, pero suelen desaparecer después de los 5 años.

Entonces, ¿mi hijo es epiléptico?

¡No! Hay que tener en cuenta que **no es una enfermedad neurológica,** es solo una reacción a un cambio brusco de la temperatura corporal. No hay necesidad de tratamiento. Solo las crisis repetidas o una gran preocupación de los padres pueden llevar a la prescripción de medicación para detener la crisis, en caso de que se repita y dure más de 5 minutos.

¡RECAPITULEMOS!

TU HIJO TIENE FIEBRE Y CONVULSIONES

↓

Anota la hora a la que ha empezado la crisis

↓

Haz que el entorno sea seguro, dale libertad de movimientos y no le metas nada en la boca

↓

En cuanto el entorno sea seguro, LLAMA AL 061. Cuando la crisis haya pasado, ponlo en PLS.

↓

ACUDE A URGENCIAS PARA UNA REVISIÓN

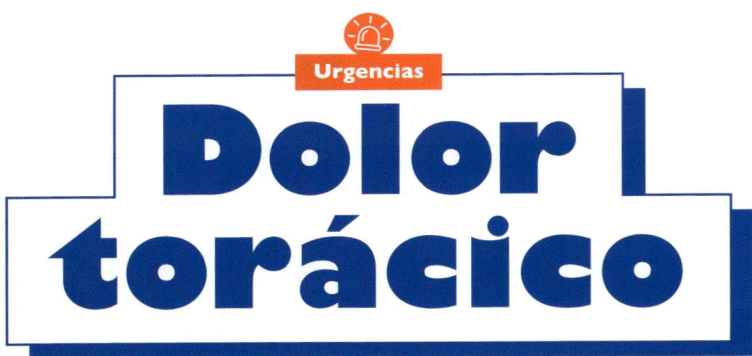

Dolor torácico

Tu niño se queja de que le duele el pecho o de que el corazón le late más deprisa de lo normal. Que no cunda el pánico, no suele ser grave en niños. A continuación te doy las señales de alarma que debes conocer.

→ ¿Qué son las palpitaciones?

Es la sensación de que el corazón late más deprisa o con más fuerza. **Consúltalo lo antes posible para que os hagan un electrocardiograma (ECG)** y, mientras esperáis a que le vea el médico, puedes intentar calcular la frecuencia cardiaca de tu hijo a mano o con una aplicación en tu teléfono.

Una gran parte de las palpitaciones no serán más que una sensación, sin ningún trastorno cardiaco subyacente, pero pueden encontrarse alteraciones del ritmo. Hay que tener especial cuidado cuando las palpitaciones comienzan y terminan bruscamente, sin ningún contexto de ansiedad, o con antecedentes personales o familiares de cardiopatías.

→ ¿Qué síntomas son preocupantes?

Como con todos los síntomas, **utiliza la técnica CRC** (color, respiración, comportamiento) que se explica en la página 10.

Si tu hijo está muy pálido o cianótico (labios azulados), tiene dificultad para respirar, tiene malestar o está somnoliento, consúltalo de urgencia.

Si tu hijo tiene antecedentes de cardiopatías personales o familiares, debes estar más alerta y asegurarte de comunicárselo al médico.

¿Es grave, doctor?

Aunque las palpitaciones y el dolor torácico son motivo frecuente de consulta en urgencias, en la inmensa mayoría de los casos no se detecta nada grave.

Los síntomas que deben alertarte son:

- Dolor torácico al hacer esfuerzos.
- Malestar con o sin pérdida de conocimiento durante el dolor torácico.
- Fiebre.
- Dolor acompañado de palpitaciones.
- Alteración del estado general.

→ Y si no es el corazón, ¿qué es?

Los dolores musculoesqueléticos son muy frecuentes. Se reproducen con la inspiración profunda y la palpación, y se deben a un dolor no en el corazón, sino en la pared torácica. Pueden barajarse **causas digestivas,** como el reflujo, las úlceras y la gastritis, por ejemplo (en este caso, su temporalidad suele estar ligada a la ingesta de alimentos). Una causa psicógena puede estar en el origen del dolor torácico, una vez descartado el resto. Esto puede ocurrir a menudo en momentos de estrés agudo en niños ansiosos.

¿Qué pruebas le harán en el hospital?

En el hospital, las pruebas que se realizan casi sistemáticamente son el **electrocardiograma** (ECG), que registra el ritmo cardiaco, y la **radiografía torácica,** que muestra el tamaño del corazón, su aspecto y el de los órganos que lo rodean.

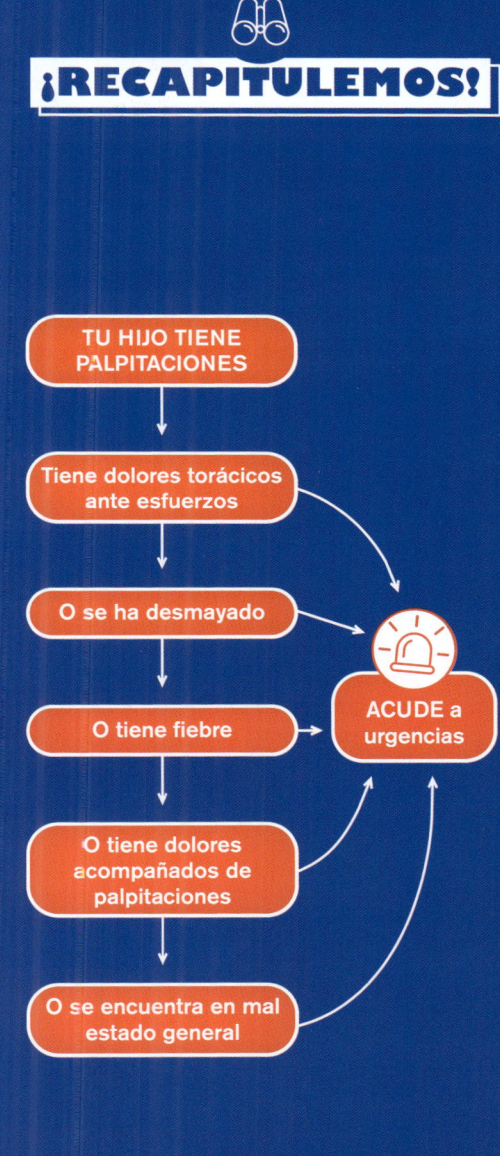

¡RECAPITULEMOS!

TU HIJO TIENE PALPITACIONES

Tiene dolores torácicos ante esfuerzos

O se ha desmayado

O tiene fiebre

O tiene dolores acompañados de palpitaciones

O se encuentra en mal estado general

ACUDE a urgencias

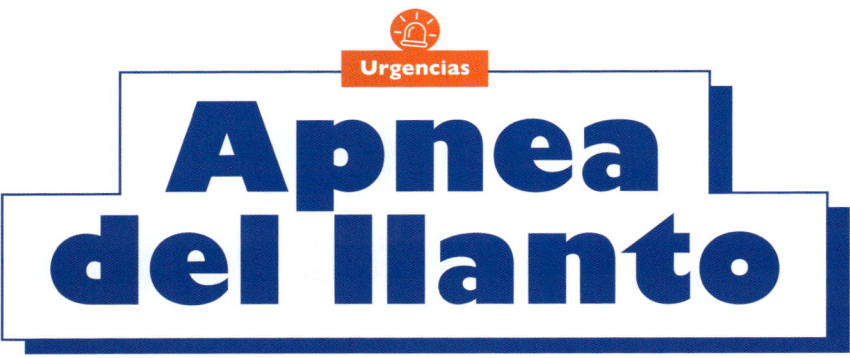

Apnea del llanto

Tu hijo ha llorado sin consuelo durante un buen rato y ha tenido la ocurrencia de olvidarse de respirar: se pone azul y puede que incluso pierda el conocimiento. Es muy impresionante, asusta y da miedo… pero es benigno. Te lo explico.

→ ¿Qué es?

La apnea del llanto (o espamos del sollozo) suele comenzar antes del año de edad y puede prolongarse hasta los 5-6 años. Suele producirse después de un dolor intenso, una frustración o cualquier otra cosa que pueda provocar un llanto agudo. Durante el llanto, cuando tu hijo toma aire de manera prolongada, es como si se «olvi-dara» de respirar, y eso es lo que se conoce como **«apnea».** Entonces se queda callado, mira fijamente y puede empezar a cambiar de color, volviéndose pálido o incluso azulado. Y si no recupera la respiración, puede incluso perder el conocimiento durante unos segundos.

→ ¿Quedan secuelas?

Aunque resulta muy impresionante, este fenómeno solo dura unos segundos, es reversible **y no hay riesgo de secuelas.** No obstante, hay que tener cuidado con el riesgo de caídas. Si tu hijo pierde el conocimiento, podría lesionarse al caerse.

→ ¿Debo consultarlo con el médico?

¡Sí! La primera vez que tu hijo experimente este tipo de indisposición hay que **hablarlo con el pediatra,** que hará el diagnóstico, y no será necesario realizar más pruebas si los síntomas y los antecedentes concuerdan con este diagnóstico. Sin embargo, si el médico considera que las molestias no son típicas de una apnea del llanto, puede pedir que se realicen más pruebas para evitar pasar por alto otra causa.

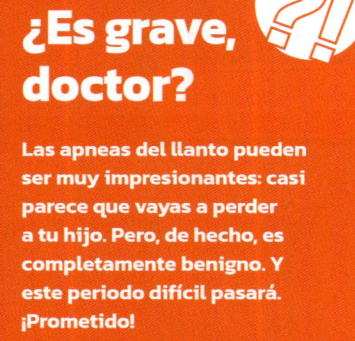

¿Es grave, doctor?

Las apneas del llanto pueden ser muy impresionantes: casi parece que vayas a perder a tu hijo. Pero, de hecho, es completamente benigno. Y este periodo difícil pasará. ¡Prometido!

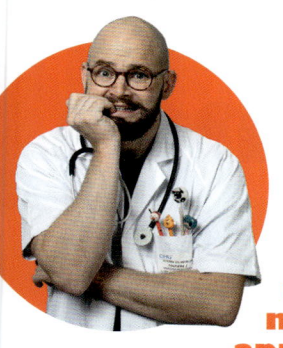

¡Aunque impresionan mucho, las apneas del llanto suelen ser benignas!

→ ¿Cómo reaccionar?

Acércate a tu hijo, tranquilízalo y háblale. Haz que el entorno sea seguro (retira sillas y juguetes que puedan hacerle daño). Algunas personas le ponen un guante frío en la frente, otras le soplan suavemente en la cara. No hay un remedio estándar; prueba lo que le resulte más tranquilizador a tu hijo.

Si tu hijo se desmaya, túmbalo y colócalo en PLS (posición lateral de seguridad, ver la ficha «Convulsiones» en pág. 149) en cuanto pierda el conocimiento y hasta que se despierte. No sirve de nada sacudir, abofetear o salpicar con agua al niño. Si se trata de una auténtica apnea del llanto, recuperará el conocimiento en cuestión de segundos.

Si no vuelve en sí, llama al 061 (ver la ficha «Desmayo», pág. 146).

→ ¿Cómo evitarla?

No des demasiada importancia a este tipo de crisis si se produce. Vigila a tu hijo y, si notas que se acerca una crisis, **acércate para tranquilizarlo y hacer el entorno seguro.**

Si estas apneas son demasiado frecuentes, háblalo con el pediatra. Se ha demostrado que una anemia podría ser la causa y, por tanto, darle suplementos de hierro podría reducir la frecuencia de estos episodios.

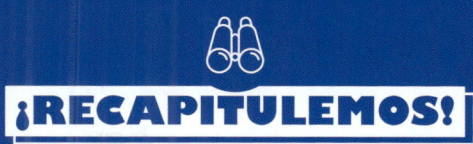

¡RECAPITULEMOS!

TU HIJO TIENE APNEA DEL LLANTO

↓

Tranquilízalo, háblale y haz que el entorno sea seguro

↓

Prueba cosas que le resulten tranquilizadoras: guante frío en la frente, soplarle suavemente en la cara

↓

¿Vuelve en sí?

no →

sí ↓

LLAMA AL 061

¡Buenas noticias! El episodio de apnea del llanto ha pasado

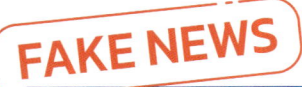
 **Urgencias**

Ahogamiento en seco

Estás tostándote al sol junto a la piscina cuando de repente tu hijo se acerca corriendo y te dice que ha tragado agua. Entras en pánico, ¡pues has oído que puede morir de un ahogamiento en seco después de haber tragado agua en una piscina!

→ ¿Esto ocurre o no?

Según la **creencia popular,** sin ninguna advertencia ni señal aparente, un niño podría morir mientras duerme unas horas o unos días después de haber tragado agua al nadar. ¿No crees que si este fenómeno existiera de verdad lo conoceríamos desde hace años?

→ ¿Son arriesgados estos tragos de agua?

Hay que supervisarlo. Un niño que ha tragado agua porque ha estado a punto de ahogarse puede presentar lo que se conoce como «neumopatía». En ese caso, tendrá tos, fiebre y síntomas de dificultad respiratoria. También puede presentar vómitos, palidez o labios azules. Los síntomas (si los hay) aparecen en las primeras 8 horas.

¿Es grave, doctor?

¿No recuerdas haber tragado agua docenas de veces en la piscina municipal o en el mar? Y, sin embargo, aquí estás, leyendo este libro... Así pues, en la inmensa mayoría de los casos, no ha pasado nada después de darse un trago, ¡ya sea de agua con cloro o con sal!

¿Qué hacer en caso de ahogamiento?

Si eres testigo de un ahogamiento y el niño pierde el conocimiento, comienza la reanimación (ver la ficha «Desmayo», pág. 146).

→ ¿Qué hacer si presenta todos estos síntomas?

No trates de calmarte diciéndote que habrá cogido frío; es mejor acudir a urgencias. Dile al médico que el niño ha tragado agua en las últimas horas, lo que podría serle de ayuda. En este caso, le recetarán antibióticos y es probable que lo dejen ingresado en observación. Pero ojo, ¡estos casos son muy muy raros! La inmensa mayoría de los niños (o adultos) que se dan un trago de agua no tienen problemas de salud en las horas o días siguientes. Así pues, ¡que no cunda el pánico!

Puedes dejar que tu hijo juegue en el agua (por supuesto, siempre bajo supervisión y con flotadores si el peque no sabe nadar), y si le da un trago al agua, no corras a urgencias (sobre todo si se encuentra perfectamente, como suele ocurrir). Vigílalo para saber qué hacer si aparece algún síntoma.

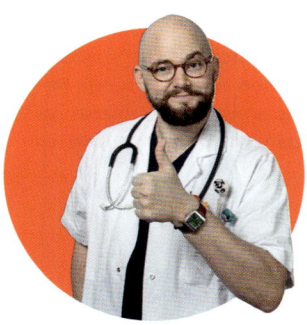

¡Je, je, ahora ya sabes cómo responder a tus amigos que se asustan al más mínimo traguito de agua en la playa!

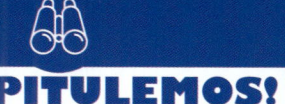

¡RECAPITULEMOS!

1

> **TU HIJO HA TRAGADO AGUA en la playa o la piscina, ha tosido durante unos minutos y ha vuelto a un estado completamente normal.**

↓

> **SUPERVÍSALO EN CASA**

2

> **TU HIJO HA TRAGADO AGUA y, desde entonces, tiene dificultades para respirar, vomita o tiene los labios azules, y se siente muy cansado**

↓

> **LLÉVALO A URGENCIAS**

Unas últimas palabras

Ya está, has llegado al final de este kit de supervivencia. ¿No te acuerdas de todo? Que no cunda el pánico, ¡es muy normal! A mí me ha llevado muchos años aprender y recordar todo esto (y algunas «cosillas» más...), y estoy encantado de haber podido transmitirte una parte.

Ahora ya sabes qué ficha consultar ante cada dolencia que presente tu hijo, ya sea porque tengas dudas, porque aparezcan nuevos síntomas o simplemente para tranquilizarte.

Espero que te haya gustado esta guía de urgencias pediátricas y que te ayude a dormir un poco mejor por las noches cuando el peque tenga fiebre o tos. No dudes en recomendársela a todos tus amigos y familiares, ya sean padres jóvenes o abuelos (¡muy útil para cuando les toque cuidarlos en vacaciones!).

¡Hasta pronto!

Jules